上海市居民急救知识和技能普及推广项目

急救响应者

——现场初级急救实施课程

指导单位　上海市卫生健康委员会
总 顾 问　王　彤　潘曙明
主　　审　张志锋　吴晓东
主　　编　李明华　袁　明　许　萍
副 主 编　陆　峰　解　炯　吴德根

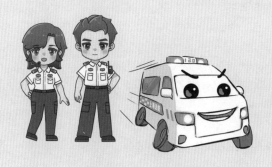

上海科学技术出版社

图书在版编目（CIP）数据

急救响应者：现场初级急救实施课程 / 李明华，袁明，许萍主编. -- 上海 ：上海科学技术出版社，2025. 1. -- ISBN 978-7-5478-6811-9

Ⅰ. R459.7

中国国家版本馆CIP数据核字第2024BD7771号

本书获健康上海行动专项项目资金支持

急救响应者
——现场初级急救实施课程

主编 李明华 袁 明 许 萍

上海世纪出版(集团)有限公司
上 海 科 学 技 术 出 版 社　出版、发行
（上海市闵行区号景路 159 弄 A 座 9F - 10F）
邮政编码 201101　www.sstp.cn
上海光扬印务有限公司印刷
开本 890×1240　1/32　印张 7.5
字数：178 千字
2025 年 1 月第 1 版　2025 年 1 月第 1 次印刷
ISBN 978 - 7 - 5478 - 6811 - 9/R · 3092
定价：58.00 元

本书如有缺页、错装或坏损等严重质量问题,请向工厂联系调换

内容提要

    本书是上海市医疗急救中心响应国家卫生健康委员会关于"五大中心"(胸痛中心、卒中中心、创伤中心、高危孕产妇救治中心、高危儿童和新生儿救治中心)建设中"重点提升急诊急救能力"的要求,在精细分析院前急救急危重症疾病谱的基础上,对心肺复苏、创伤急救、常见急症、意外伤害四大模块进行梳理,精心编写共计14堂课的教学内容,书后还附录15种急救处理速查卡。

    本书可作为日常院前急救中各类急救响应者的培训教材,也可供广大读者朋友们在日常工作、生活中阅读参考。

编 委 会

主编单位与协作单位

- **主编单位**　上海市医疗急救中心

- **参与编纂单位**（排名不分先后）

　　　　上海市红十字会
　　　　上海交通大学医学院附属仁济医院
　　　　上海交通大学医学院附属瑞金医院
　　　　复旦大学附属华山医院
　　　　上海交通大学医学院附属第六人民医院
　　　　上海交通大学医学院附属第一人民医院
　　　　海军军医大学第一附属医院
　　　　同济大学附属杨浦医院

- **协作单位**（排名不分先后）

　　　　上海市浦东新区医疗急救中心
　　　　上海市宝山区医疗急救中心
　　　　上海市闵行区医疗急救中心
　　　　上海市嘉定区医疗急救中心
　　　　上海市金山区医疗急救中心
　　　　上海市松江区医疗急救中心
　　　　上海市青浦区医疗急救中心
　　　　上海市奉贤区医疗急救中心
　　　　上海市崇明区医疗急救中心

序

为响应《健康中国行动（2019 — 2030 年）》活动号召，上海市医疗急救中心组织院前与院内急诊急救专家、上海红十字会急救专家共同编写了《急救响应者——现场初级急救实施课程》一书。全书分为十四堂课，以图文并茂的形式，对院前急救相关知识进行流程化介绍。内容包括心肺复苏、创伤急救、常见急症、意外伤害四大模块，配合"上海 120"标准化课程设置，为市民提供一种较为实用的现场初级急救培训教材。

据统计，全国每年因各种意外导致非正常死亡超过 320 万人，各种原因引起的心搏骤停超过 50 多万人，平均每 60 秒就有一人死于心搏骤停。而院前急救是居民健康的第一前线，是保卫健康的急先锋，是生命的保护线，维系着广大百姓的健康安危。研究表明，如果患者在发病最初的"黄金 4 分钟"内接受有效的心肺复苏，其存活率可达到 50%。实际情况是目前许多发达国家心搏骤停生存率都维持在 10% 以上，而中国不到 1%。"上海 120"已经实现了到达现场时间在 12 分钟以内，保持全国领先水平，然而心搏骤停复苏急救存活率仍然较低，这也与旁观者是否愿意施救有关。其他意外伤害事件，比如创伤大出血的急救也需要在"白金 10 分钟"内施救，溺水最佳施救时间也在 5 分钟内，这都需要市民在救护车赶到现场前实施救助才能实现。

近年来，保护施救者的法律、法规和条例相继出台，如《中华人民共和国民法典》第一百八十四条、《上海市急救服务条例》第四十二条，都明确了"见义勇为免责"的原则。中国版"好人法"让施救者不再有后顾之忧，让更多群众愿意加入救助者的行列。为了有效组织公众自愿参与急救，"上海120"发起"急救志愿者手机端应用程序"行动，让具备急救技能的普通公众，接收"120调度系统"发布的求救信息，第一时间赶赴现场参与急救，与"120急救"无缝对接。该行动将"偶遇式"急救转化为"精准式"急救，可进一步完善上海市院前急救系统建设，填补"120救护车"到达前的急救"空窗期"。

通过理论学习，并结合"上海120"的实操培训课程，相信普通市民也能够更好地掌握急救技能，在他人需要救助的时候，愿意出手挽救他人的生命，共建健康上海新面貌！

潘曙明

上海市医学会急诊医学专科分会主任委员、博士生导师

2024年10月

前　言

　　当前,国际先进的紧急医疗救治体系已形成了"现场第一目击者(公众)自救互救—院前专业急救—院内综合救治"三个环节紧扣的国家(城市)急救链。其中,现场第一目击者(公众,本书中称为"急救响应者")自救互救,在意外创伤事故、突发公共安全事件和各种急症的事发现场采取的应急救治措施,为伤病者接受后续专业人员的急救及康复奠定了良好基础,已成为整个急救链中至为关键的一环。2008年开始,原卫生部就将普及现场急救知识列为提高公民健康素养的措施之一,部分行业甚至将现场急救技能培训合格纳入岗位准入的基本要求之一。

　　上海市医疗急救中心是全国较早开展院前急救人员培训的医疗机构,于1993年成立急救培训中心至今,已有数万名市民及高危行业从业人员接受培训并获得了院前急救培训合格证书。

　　为了更广泛地普及初级急救知识和技能,上海市医疗急救中心组织上海市院内与院前急诊急救专家、红十字会急救专家共同组成编委会编写完成这本书。本书结合国家卫生健康委员会关于"五大中心"(胸痛中心、卒中中心、创伤中心、高危孕产妇救治中心、高危儿童和新生儿救治中心)为重点提升急诊急救的能力的要求,分析院前急救急危重症疾病谱,对心肺复苏、创伤急救、常见急症、意外伤害四大模块进行梳理,编写共计十四堂课现场初级急救教学内容。

　　本书内容精炼,文字通俗易懂,图文并茂,可操作性强,针对性和实用性较强。适用于各类急救响应者在家庭、学校、机关、社区、农村等各类工作生活场所遇到的急病意外的现场急救,也可作为医护、警察、消防、救生等人员的培训材料。受训合格人员将可以与"120"联动参与"急救响应志愿者计划"。

　　本书编写饱含了长期从事一线院前急救工作,以及急救培训、管理等领域专家们多年的心血,在此表示衷心感谢! 当然,不足之处在所难免,恳请同道和读者批评指正,以便修正。

编者

2024 年 10 月

目　录

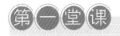

现场急救简介

一 什么是现场急救

现场急救是指人们在遇到意外伤害或危重急症时,在医护人员或救护车未到达前,以一般公认的医学原则为基础,利用现场的人力、物力资源,对伤病员实施初步的救助及护理,也称为院前急救。

二 现场急救的目的与原则

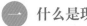

1. 目的

(1)拯救生命。

(2)防止伤势恶化或病情加重。

(3)减少伤残,促进康复。

(4)稳定情绪,抚慰心灵。

2. 基本原则　正确、安全、及时、有效,是现场急救过程中始终要遵循的四大基本原则。

(1)保持冷静,理智科学地做出判断。

(2)评估现场,确保自身与伤病员安全。

(3)分清轻重缓急,先救命,后治伤,果断实施救护措施。

(4)采取减轻伤病员痛苦的措施。

(5)充分利用现场可支配的人力、物力协助救护。

急救响应者——现场初级急救实施课程

三 120急救响应者

120急救响应者,是指年满18周岁,不以物质报酬为目的,利用自己学习积累的急救知识和技能等资源,响应上海市医疗急救中心发布的急救信息,自愿参与急救响应行动并接受回访的个人。他们接收"120"发布的市民急救信息并参与急救,可以填补救护车到达前的急救"空窗期"。

急救响应行动流程如下(图1-1)。

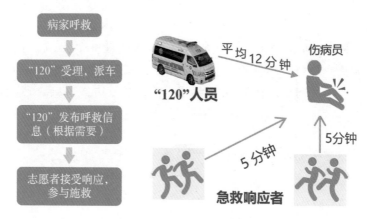

▲ 图1-1 急救响应行动流程

各位爱心人士,上海市120急救响应志愿队诚挚邀请您加入我们,成为120急救响应志愿者,响应"120"求救信息,与"上海120"携手共筑急救生命线。扫描下方二维码,使用"急救志愿者手机端应用程序"(图1-2),申请成为120急救响应志愿者。其他省市请根据当地"120"要求参与急救响应。

四 急救行为的法律责任

近年来,国内保护施救者的法律、法规和条例相继出台。中国版"好人法"明确了"见义勇为免责",让施救者不再有后顾之忧,让

扫码使用上海急救便民服务小程序

▲ 图1-2　急救志愿者手机端应用程序

更多群众愿意加入到救助者的行列。

1.《中华人民共和国民法典》(2020年)

第一百八十四条　因自愿实施紧急救助行为造成受助人损害的,救助人不承担民事责任。

2.《中华人民共和国医师法》(2022年)

第二十七条　国家鼓励医师积极参与公共交通工具等公共场所急救服务;医师因自愿实施急救造成受助人损害的,不承担民事责任。

3.《上海市急救服务条例》(2016年)

第四十二条　紧急现场救护行为受法律保护,对患者造成损害的,依法不承担法律责任。

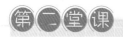
第二堂课

现场急救步骤

一 现场急救步骤

进行现场急救时应该遵循一定的步骤,处理伤病员时应该遵循一定的先后顺序,采取最佳的措施挽救生命。现场急救的步骤如下(图2-1)。

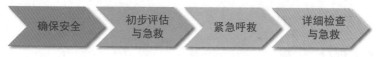

确保安全　初步评估与急救　紧急呼救　详细检查与急救

▲ 图2-1　现场急救步骤

二 初步评估与急救

根据伤病员的反应程度、症状、体征及病史,决定伤病员处理的先后次序。主要对可能致命的因素,包括意识、呼吸、脉搏、出血情况、多发性的骨折等进行初步评估(表2-1)。

表2-1　初步评估与急救步骤

（1）D：danger——确保现场环境安全
（2）R：response——检查反应程度
（3）A：airway——检查气道是否通畅
（4）B：breathing——检查呼吸,必要时进行人工呼吸

（续表）

（5）C：circulation——检查脉搏及循环，必要时进行心肺复苏

完成以上步骤的同时应积极处理出血、休克等严重伤情。对现场危急状况进行优先处理后，应尽可能搜集伤病员的相关资料，包括病历资料、症状、体征等

1. D（danger，危险）　确保现场环境安全。在救治伤者前，应该确保自己处于安全的施救环境中。观察是否有潜在的危险，避免身陷险境，并剔除危险因素（图2-2）。此时，一般不建议给予伤病员任何食物或药物。注意保护患者的隐私，保存一切可疑的证物。

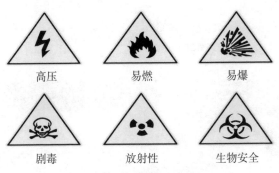

高压　　　　易燃　　　　易爆

剧毒　　　　放射性　　　生物安全

▲ 图2-2　注意危险

2. R（response，反应）　检查反应程度（图2-3）。意识反应状态是生命体征评估的首要步骤，反应程度评估分级可简化为 A、V、P、U 四个等级。

（1）反应灵敏（A级，alert）：清醒，警觉。能正常回答问题，各种反应正常。

（2）对语言刺激有反应（V级，verbal）：对声音刺激有反应，呼唤时会有声音（呻吟声等）的回应或身体其他

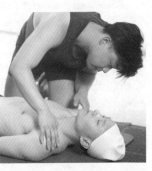

▲ 图2-3　检查反应程度

非自主性反应(如眼睛睁开)。

（3）对疼痛刺激有反应(P级,pain)：对声音无反应,但对疼痛刺激有反应,感觉疼痛时会有声音(呻吟声等)的回应或身体其他非自主性的反应。

（4）无反应(U级,unresponsive)：对声音及疼痛刺激皆无反应,眼睛闭合。

如果伤病员能够回答问题,则表示目前气道通畅。如意识评估不正常或者没有反应,应拨打"120"电话求救。

3. A(airway,气道)　检查气道是否通畅。观察伤病员呼吸是否有杂音,必要时清除阻塞物。如果没有反应,可尝试开放伤病员气道(图2-4)。检查气道,如果有异物,比如脱落的假牙、食物或呕吐物等,可用手指清除(图2-5),或者抽吸清理。松解影响呼吸的衣物或围巾,保持呼吸道畅通。

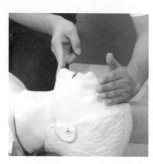 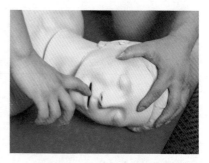

▲ 图2-4　开放气道　　　　▲ 图2-5　手指清除异物

4. B(breathing,呼吸)　检查呼吸是否正常。用5～10秒检查伤病员呼吸,观察胸腹部呼吸运动,观察张口呼吸是否正常。对于呼吸停止的伤病员应进行人工呼吸(图2-6)。

5. C(circulation,循环)　检查脉搏及循环征象。医务人员会检查伤病员动脉搏动征象(图2-7),非专业人员判断伤病员呼吸停止后即可开始心肺复苏。如果伤病员没有反应,但呼吸脉搏正

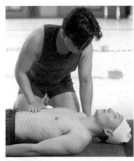

▲ 图2-6　检查呼吸

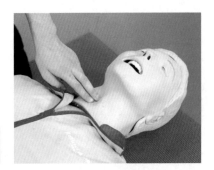

▲ 图2-7　检查脉搏

常,应立刻处理可能危及生命的严重出血、头部受伤等,然后对没有颈椎受伤的伤病员放置复原卧位,以确保呼吸道通畅。

6. 病历资料(事发的经过)　①搜集伤病意外的发生过程:由旁人或意识清醒者提供伤病意外发生的过程。②伤病员过往病史:寻找伤病员以往的病历资料。③服用药物史:寻找伤病员随身携带的有与疾病相关的长期服用的药物。④现场可能的致病线索等:寻找相关的致病线索,特别是服毒的相关线索,例如毒物或药物的空瓶或剩余药物。

7. 症状(伤病员的感觉)　伤病员对自我感觉的描述及异常情况称为症状,包括疼痛(头痛、胸痛、腹痛等)、恶心呕吐、发冷、发热、眩晕、呼吸困难、心悸、乏力、肢体是否瘫痪等。

8. 体征(伤病的表现)　可以通过视、触、嗅、听对伤病员进行检查,也可对伤病员的自觉症状重点检查(表2-2)。

表2-2　伤病员体征检查

视觉	触觉	嗅觉	听觉
表情痛苦 口眼歪斜 面色苍白或发绀	皮肤湿冷 皮肤发热 脉搏异常	酒精 烂苹果气味 大蒜气味	呻吟 异常呼吸音 断骨摩擦音

（续表）

视觉	触觉	嗅觉	听觉
出汗 肌肉抽搐 肢体肿胀变形 皮肤颜色 胸腹异常起伏 呕吐及排泄物 强迫体位		大小便失禁 氨臭 其他刺激味	

三 紧急呼救（正确拨打"120"电话）

急救响应者应尽早呼救并寻求他人帮助，包括维持现场秩序，获取急救物品，疏散围观群众，协助现场急救，保护伤患隐私，移动伤病员至安全场所，拨打"120"电话呼叫救护车，引导救护车，及早将伤病员送院治疗。

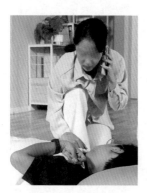

▲ 图2-8 手机拨打"120"电话

1. 利用固定电话或手机拨打"120"（图2-8）。相对而言，用固定电话拨打"120"能精确显示呼救地址，方便确认地址和寻找。

2. 拨打电话后将自动进入接听排队系统，请耐心等待，切勿重新拨打造成等候时间延长。

3. 接通电话后

（1）请说清楚伤病员的姓名（如不清楚，可以不说）、性别、年龄、症状与体征，如有特别情况需要特别说明，例如煤气中毒、心脏病、哮喘、严重创伤等。

（2）请说明详细的呼救地址，告知附近显著的地标建筑，尤其是附近的交叉路口。如果是居民区，请告知入口所在位置，利于救护车寻找，如有可能请安排人员在入口等待。

（3）群体性伤害事件，请说明意外或事故的性质、大致受伤人数等，例如踩踏、列车出轨、车辆追尾、恐怖袭击事件等。

（4）告知联系电话号码并保持畅通。

4. 请在调度员提示后挂断电话，避免遗漏重要信息。

四　详细检查与急救

在解除生命威胁，伤病员的情况稳定后而救护车尚未到达时，可以系统详细地进行全身检查，继续找出其他需要处理的伤病并采取适当措施。为了避免遗漏，需要按照以下步骤进行检查（图2-9）。

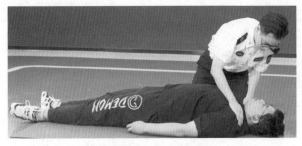

▲ 图2-9　详细检查

1. 头部　小心保护头部，轻柔地检查头部可能有的伤口或肿胀，并及时止血。

2. 耳鼻部　如果耳道或鼻腔有血液或清亮液体（脑脊液）流出，说明伤者可能有颅底骨折。检查鼻梁有无变形，鼻腔是否畅通，鼻翼是否煽动（呼吸困难），有无异味等，注意切勿用纱布填塞耳孔或鼻孔而导致颅内压增高。

3. 眼睛　检查眼眶有无淤痕或肿痛，眼球活动、视力变化、瞳孔大小及对光反射是否正常。通常单侧或双侧瞳孔明显扩大，用手电筒照射后不缩小则表示病情严重，有生命危险。

4. 口腔　检查口腔是否有松脱的假牙,是否有异物或呕吐物阻塞气道,检查有无损伤,有无气道烧灼伤的痕迹。

5. 面部　检查皮肤颜色有无变化,例如苍白或湿冷表示伤者可能休克;发红、发热表示伤病员有发热或中暑的可能性;口唇或面色发绀表示可能缺氧,口唇呈樱桃红表示可能煤气中毒。

6. 颈部　解除伤病员颈部的衣物,小心地从颅底往下触摸颈椎,检查是否有肿胀、变形或疼痛。如果伤者四肢麻痹或下半身感觉障碍,表示颈椎可能已经受伤。检查伤者气管是否居中,颈动脉搏动是否存在。

7. 胸部　解开伤病员的上衣观察有无呼吸困难或反常呼吸(两侧呼吸不一致),询问伤病员深呼吸后有无疼痛,听有无异常呼吸音。

8. 肩部及锁骨　检查有无畸形及疼痛。

9. 上肢　检查上肢有无出血、肿胀、畸形及触痛。比较双上肢有无长短不一致。要求伤病员分别抬举、弯及伸直手肘、手腕和手指,以检查关节和测试活动能力。制止出血并固定骨折。检查双上肢感觉和指甲颜色,如果指甲发绀,表示可能血液循环受阻。如果手背手臂有许多针孔,要怀疑伤病员有吸毒史。

10. 背部　解开衣物,检查背部有无外伤出血、肿胀或触痛。

11. 腹部　解开衣物,检查有无肿胀或伤口,如果有明显压痛或肿胀,或者腹部肌肉坚硬如木板,则表示可能有脏器破裂及出血。

12. 髋部及骨盆　轻按骨盆,检查有无疼痛。注意有无大小便失禁及尿中带血。

13. 下肢　检查下肢有无出血、肿胀、畸形及触痛。比较双腿有无长短。要求伤者分别抬举、屈膝及伸直膝关节和足踝关节,以检查关节和测试活动能力。采取止血措施并固定骨折。检查双肢感觉和脚趾颜色,如果脚趾发绀,表示可能血液循环受阻。

14. 器材检查　包括体温计、血压计、血糖仪等。对于中老年人或特定慢性疾病的伤病员,如高血压、糖尿病患者,需要常备血压计、血糖仪等设备,必要时进行检查。

五　监测生命体征

处置伤病员时,需要评估与测量生命体征,包括意识、呼吸、脉搏、体温。要持续监测,每隔几分钟观察变化情况,这些信息将有利于判断病情变化,并迅速做出反应。

1. 意识状态　按照 AVPU 等级评估伤病员意识状态水平。某些疾病会影响大脑的反应能力,观察意识改变程度并定时重复测评,以及时发现病情变化。

2. 呼吸　呼吸评测,需要检查呼吸频次,倾听有无呼吸困难或异常杂音。通过观察胸廓起伏,将手置于胸部或胸腹交界处感受呼吸起伏。观察呼吸可以记录以下信息。

(1) 频次:每分钟呼吸的次数。①成人呼吸频次:12~16 次/分。②幼儿和儿童呼吸频次:20~30 次/分。

(2) 深度:呼吸是深还是浅,简单描述。

(3) 杂音:呼吸时是否有杂音,简单描述。

(4) 呼吸困难:有无呼吸困难,是否伴有疼痛,简单描述。

3. 脉搏　每次心跳使血液流动,血流对动脉产生的压力波就是脉搏。成人正常的脉搏为 60~100 次/分,儿童的脉搏稍快。经常锻炼的成人脉搏可能会慢,脉搏的快慢异常都可能是疾病的指征。脉搏可在腕部桡骨内侧(桡动脉)摸到,如果此处感觉不到,可触摸颈动脉(气管的外侧、颈部肌群内侧,图 2-10)。婴儿在肱动脉处(肱二头肌下缘贴近肱骨处,图 2-11)比较容易摸到。检查脉搏可以记录以下几点。

(1) 频次:每分钟的搏动次数。

(2) 节律:规则或是不规则。

(3) 力度:脉搏的强弱。

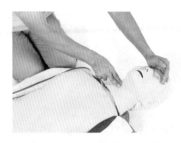

▲ 图 2-10　检查颈动脉搏动

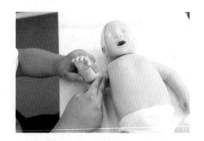

▲ 图 2-11　检查肱动脉搏动

4. 体温　体温不是最重要的生命体征,但可以作为一项指标判断可能的病因。比如感染可引起体温升高,热衰竭和中暑也会导致体温升高。低体温是由于寒冷环境导致,休克或者有生命危险的伤病员可能出现体温降低。直接接触皮肤可以感受温度变化,也可使用体温计以获得更准确的数值。正常的体温数值如下。

(1)口测法:正常体温范围是 36.3～37.2 ℃。

(2)腋测法:正常体温范围是 36～37 ℃。

(3)肛测法:正常体温范围是 36.5～37.7 ℃。

六　解除衣物的方法

为了方便检查和急救,有时需要解除伤病员的衣物露出伤处,前提是尊重伤病员的隐私和减少不必要的移动,以及不加重伤势。

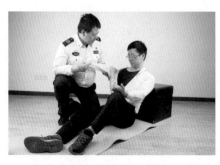

▲ 图 2-12　脱外衣

如有必要,在征得伤病员同意后,可以剪开衣物。

1. 脱外衣或衬衫　扶住伤病员,将外衣敞开至肩部;弯曲未受伤的上肢,先向上脱去健侧衣袖,再将衣物顺受伤的手臂向下脱去衣袖(图 2-12)。

2. 脱鞋袜　将伤病员

小腿抬起,把鞋袜轻轻脱下,如有困难,可用剪刀剪开。

3. 脱长裤　检查小腿,可向上推裤管至膝盖;检查腰下及大腿部分,可解开裤头,向下褪裤管;如有困难,可用手指提起裤管或剪开裤头。

4. 摘头盔　摘头盔需要注意保护颈椎,脱头盔的动作需要专门训练,非专业人员不建议尝试。

七　个人防护

在一般情况下,皮肤具有防止细菌或病毒入侵的功能,在没有伤口的情况下,可以直接接触伤口而不会造成传染。但是如果皮肤表面有伤口,不采取防护措施而盲目接触伤病员的体液或血液,就可能造成传染,例如乙肝病毒或艾滋病毒。所以条件允许的情况下,建议采取一定的防护措施以避免交叉感染。其他感染渠道还包括空气传染等。

1. 减少直接接触　为避免人工呼吸时的感染,可以考虑采用隔离装置,如单向通气隔离面罩或隔离膜等。

2. 小心处理尖锐物品　在处理尖锐物品,如针头、刀片、玻璃时,应特别小心。可以考虑使用夹子处理,并放置在专门的容器内。

3. 彻底洗手　在急救后,有必要用肥皂或消毒液进行彻底清洗,可降低受感染的机会(表2-3)。

表2-3　彻底洗手

打湿双手后,取肥皂或洗手液于掌心,然后按照以下步骤揉搓		
第一步(内) 洗手掌	手心相对,手指并拢相互揉搓	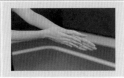

第二步（外）洗手背	手心对手背，手指交叉，沿指缝相互揉搓。双手交换进行	
第三步（夹）洗指缝	手心相对，手指交叉，相互揉搓	
第四步（弓）洗指背	一手弯曲呈空拳，放另一手的手心，旋转揉搓。双手交换进行	
第五步（大）洗拇指	一手握住另一只手的大拇指，旋转揉搓。双手交换进行	
第六步（立）洗指尖	一手五指并拢，放在另一只手的手心，旋转揉搓。双手交换进行	
第七步（腕）洗手腕	一手握住另一只手的腕部，旋转揉搓。双手交换进行	

标准洗手注意事项：①洗手全过程要认真揉搓双手15秒以上；②用流动清水冲洗干净双手；③洗手完毕后捧一些水冲淋水龙头后，再关闭水龙头；④用清洁毛巾或纸巾擦干双手，也可用烘干机吹干

4. 防护用品 医用口罩、橡胶手套等。

（1）医用口罩种类（表2-4）、佩戴及解脱步骤（表2-5、表2-6）具体内容如下。

表2-4 口罩种类及选择建议（根据防疫政策要求可能会有调整）

名称	适用场所	图例
医用外科口罩	环境密闭、人员密集的公共场所 呼吸道症状就诊及陪护人员	
KN95（中国） N95（美国） FFP2（欧洲） 不带有呼吸阀	发热门诊就诊患者及陪护人员 医务工作者	

注意事项：戴脱口罩前要做好手卫生；脱口罩时避免碰触口罩外侧面，潮湿、脏污的口罩应及时更换；
口罩累计佩戴时间不超过8小时

表2-5 一次性医用外科口罩佩戴步骤

一次性医用外科口罩佩戴步骤
1）先洗手
2）分清口罩内外及上下：深色为外，有金属压条为上。用双手食指由中间向两侧按压口罩金属条，使口罩与面部紧密贴合

一次性医用外科口罩佩戴步骤
3）检查口罩佩戴效果，必须遮盖鼻、口和下颌

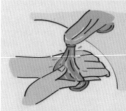 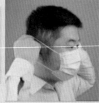 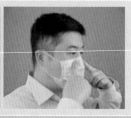

一次性医用口罩脱除步骤
1）闭眼屏气
2）抓住耳带脱除口罩
3）手捏口罩耳带丢弃在指定容器内

表 2 - 6　N95 口罩佩戴步骤和注意事项

N95 口罩佩戴步骤
1）托住口罩外侧，鼻夹向上对准鼻梁，头带自然垂下
2）压紧口罩托住下巴，牵拉下方系带至耳后
3）牵拉上方系带至头顶
4）用双手手指压鼻夹，由鼻梁向两侧塑形
5）将双手完全盖住防护口罩边缘，进行快速呼气、吸气检查，确保口罩无漏气

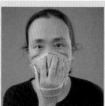 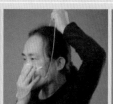 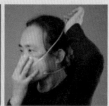

N95 口罩佩戴步骤
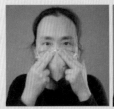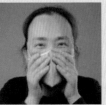

N95 口罩脱除步骤
1）闭眼屏气，身体略前倾
2）用一手拉住颈部耳后系带向前脱下并牵拉固定，再向前脱上方头顶系带
3）两手捏住上下侧系带丢至医疗废物袋中

（2）手套：戴手套的目的在于防止病原微生物污染双手或双手被尖锐物品刺伤。手套材料常见有乳胶、丁腈及聚乙烯等。手套按照使用情况可分为重复使用、一次性使用；按照是否含有滑石粉（淀粉）分为有粉手套和无粉手套；按照使用要求可分为灭菌手套和非灭菌手套。手套一般选用一次性手套为宜，如果对乳胶材料过敏者可选用丁腈手套。手套穿戴步骤和注意事项见表 2 - 7。

表 2 - 7　手套穿戴和解脱步骤及注意事项

手套穿戴步骤和注意事项	
1）	选择合适材料及大小的手套 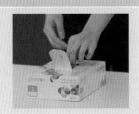

（续表）

手套穿戴步骤和注意事项		
2)	检查手套气密性,确保无破损无漏气	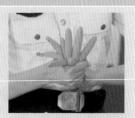
3)	捏住手套口袋开口处分别戴上手套	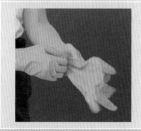
手套脱除步骤		
1)	双手指指向地面,一只手先捏住靠近手腕处的一只手套的外面部分向下翻卷脱除	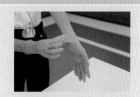
2)	用另一只戴手套的手将脱除的手套全部握在手心	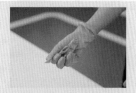
3)	将已脱除手套的手的两根手指塞入另一只手套的口袋内,避免接触手套外面部分	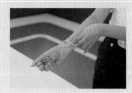

（续表）

手套脱除步骤	
4) 脱除这只手套,使第一只手套完全包裹其中	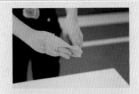
5) 捏住手套内面部分,按要求丢弃在指定地方	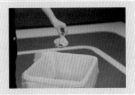

手套使用相关注意事项:①脱除手套后一定按标准洗手方法洗手。②操作时发现手套破损时要及时更换。③照顾不同伤病员时必须更换手套

八 消毒用品的选择与使用

在购买使用消毒剂前,可在全国消毒产品网上备案信息服务平台（https://credit. jdzx. net. cn/xdcp/loginPage/login? type＝COmp）查询相关产品,严格遵循消毒产品说明书使用,严禁超范围使用。消毒剂应保存在干燥、避光、通风的环境下,消毒剂不可内服,应避免放置在儿童可触及处。消毒方式建议如下（表2-8）。

表2-8 消毒方式建议

双手有肉眼可见污染物
洗手液(或肥皂)在流动水下"七步洗手法"洗手
双手无肉眼可见污染物
选用速干手消毒剂或75％酒精进行擦拭消毒   醇类过敏者,可选择季铵盐类等有效的无醇手消毒剂
桌椅、家具、地面、墙壁一般物体表面

含氯消毒剂(有效氯 500 mg/L)擦拭或喷洒作用 30 分钟

或二氧化氯(250 mg/L)擦拭或喷洒作用 30 分钟,或用有效的消毒湿巾进行擦拭消毒

毛巾、衣物等纺织品

煮沸 30 分钟,或先用含氯消毒液(有效氯 500 mg/L)浸泡 30 分钟后常规清洗

消毒剂使用相关注意事项:①不直接使用消毒剂对人进行消毒;②消毒前应做好清洁,表面污物会影响消毒效果;③配制和使用消毒剂时要注意做好个人防护,必要时穿戴口罩和手套;④消毒剂有腐蚀性和漂白作用,怕腐蚀、褪色物品消毒后应再用清水清洗,去除残余

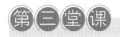

心肺复苏与 AED

 维持生命的三大要素

氧气是维持生命所不可缺少的,人体细胞需要氧来制造生命所需的能量。通过以下三个条件来保证氧气输送到全身:

A(airway,气道):畅通的气道,可保证氧气能进入肺内。

B(breathing,呼吸):氧气通过呼吸进入肺内,再进入血液。

C(circulation,血液循环):氧气通过血液循环输送到全身。

ABC 三大基本条件受影响或阻碍,便会对生命构成威胁。大脑细胞缺氧超过 4 分钟,即开始不可逆死亡。所以评估和抢救的步骤,首要是畅通气道,帮助呼吸,保持通畅的血液循环,并制止大量出血。

心搏骤停生存链

心搏骤停(sudden cardiac arrest,SCA)是指各种原因(如急性心肌缺血、电击、急性中毒等)引起的心脏突然停止跳动,有效泵血功能消失和全身严重的缺血缺氧。及时救治,则有可能挽救伤病员的生命,否则就可能导致伤病员死亡。

一般心搏骤停 5～10 秒,伤病员可因脑缺氧而昏厥;骤停 15 秒以上,可导致伤病员发生抽搐(俗称阿-斯综合征,即 Adams-Stokes 综合征,又叫心源性脑缺血综合征)。如果心搏骤停超过 4 分钟,往往造成伤病员中枢神经系统不可逆转的损害,最终导致伤病员死亡。因此,及早对伤病员进行心肺复苏至关重要。

1. 心搏骤停的判断依据(公众急救)

(1)无反应:轻拍并呼喊伤病员没有作出反应,或者伤病员不能挪动、说话、眨眼,部分伤病员出现短阵抽搐(阿-斯综合征)。

(2)无呼吸或濒死叹息样呼吸:伤病员呼吸完全停止或呈濒死叹息样呼吸,表现为非常快的吸气,濒死叹息样呼吸的呼吸频率通常较慢。

(3)其他表现:面色苍白或发绀,瞳孔散大,对光反射消失。

应当注意的是,其中无反应和无呼吸或叹息样呼吸这两个征象存在,即可认为伤病员发生心搏骤停,应立即进行急救。

2. 心搏骤停生存链——成人和青少年、儿童及婴儿

成人和青少年心搏骤停的存活率,取决于能否连续进行各项急救步骤。这些步骤就像一条环环相扣的链,任何一环的缺失,急救效果将会明显下降甚至失败,我们将这些步骤称为生存链。如果生存链的每一环都紧密地联系起来,伤病员的生存概率便会大大增加。

(1)复苏方法:按照年龄可分为成人和青少年、儿童和婴幼儿三类情况。

1)成人和青少年:指青春期发育以后的人群。青春期的体征包括男性长出胡须或腋下出现毛发以及女性乳房发育。

2)儿童:指1岁至青春期前的人群。

3)婴幼儿:指1岁以下人群。

(2)成人和青少年生存链:美国心脏协会(American Heart Association,AHA)于2020年底发布的心血管急救指南(院外心搏骤停)(图3-1)的内容如下。

1)早期求救:立即识别心搏骤停并启动急救系统。当发现伤病员出现无反应、无呼吸、无脉搏等情况,应立即拨打“120”电话求助,以及早取得除颤器或自动体外除颤器(automated external defibrillator,AED)。

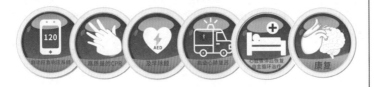

▲ 图3－1　院外心搏骤停成人生存链

2）早期心肺复苏（cardio-pulmonary resuscitation，CPR）：尽早进行CPR，着重于胸外按压。脑部缺氧超过4分钟，脑细胞便开始死亡。在医务人员未到达之前，利用人工呼吸及胸外按压，可使带氧的血液循环至脑部和心脏，减低缺氧程度，延长生命。

3）使用AED进行快速除颤，又称早期除颤：成人心脏完全停止跳动前最常见的心律失常是心室颤动。这是一种无规律的心室电流活动，导致心肌活动紊乱失去协调，无法输送血液。唯一有效治疗方法是电击除颤，用大量的电流在极短时间内通过心脏，使完全失去协调的心肌暂时全部停止活动，让心脏的电流传导恢复正常，从而使心肌活动恢复正常。可用的设备包括AED或手动除颤器。

4）有效的高级生命支持：又称早期高级心血管生命支持（advanced cardiovascular life support，ACLS），专业医务人员通过各种专业手段和药物治疗以提高伤病员生存的可能性。

5）心搏骤停后综合治疗：心跳脉搏恢复后，需要通过医院内多科室联合采取各种手段比如呼吸管理、低温治疗的方法使复苏伤病员进一步恢复脑部及机体各方面功能，提高生存质量。

6）心搏骤停后康复治疗：心搏骤停存活者在出院前进行生理、神经、心肺和认知障碍方面的多模式康复评估和治疗。

（3）儿科院前生存链：儿童或婴幼儿的心搏骤停通常继发于

呼吸衰竭和休克,较少由心脏本身疾病引起,因此略有不同。主要分别是:在没有旁人帮助的情况下,建议先对儿童进行两分钟心肺复苏,才可以离开呼救并获取 AED;至于婴儿,则应在进行心肺复苏的同时,抱着前往呼救,途中继续施行心肺复苏(图 3-2)。

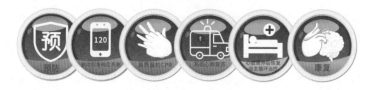

▲ 图 3-2　儿科院前生存链

三　心肺复苏操作步骤:成人和青少年、儿童、婴儿

发现急症伤病员时,应按照一定的步骤进行检查和处理,步骤如下。

1. 确保现场环境安全　应先排除危险因素(图 3-3)。

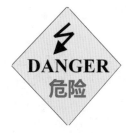

▲ 图 3-3　确保环境安全

2. 检查伤病员反应　轻摇或轻拍伤病员肩部并大声呼唤:"喂!你怎么啦?""发生什么事啦?"(图 3-4)。若知道伤病员名字,最好直接呼叫伤病员名字;如果轻拍并呼喊后伤病员没有作出反应,或者伤病员不能挪动、说话、眨眼,则应立刻呼喊求助。婴儿用拍足跟是否啼哭来检查反应。注意:倘若怀疑伤病员有头颈部损伤,不宜用力摇动伤病员的肩部或搬动伤病员,以免加重伤情或引起脊柱损伤而导致截瘫。

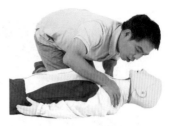

▲ 图3-4　检查反应

3. **呼救**　如果伤病员没有反应,应立即呼叫旁人帮助,拨打"120"电话呼救,设法取得AED。将手机置于免提模式,便于调度员与您交流并提供急救指导(图3-5)。单人目击儿童和婴儿的猝倒,而您又没有手机的情况下,应在2分钟CPR后呼救。

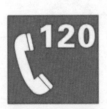

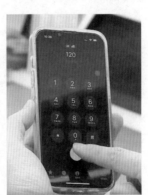

▲ 图3-5　呼救

4. **检查呼吸**　对没有反应的伤病员,眼睛应反复扫视伤病员头部到胸部至少5秒(但不超过10秒),或者将手置于伤病员胸腹交界处感受呼吸有无(图3-6)。如果发现伤病员无呼吸或仅有濒死叹息样呼吸,则需要对伤病员立刻实施心肺复苏。

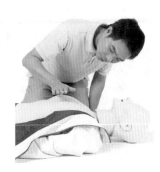
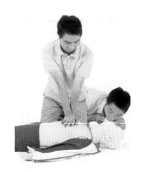

▲ 图3-6 检查呼吸　　▲ 图3-7 立刻心肺复苏

5. 立刻心肺复苏　如果伤病员没有反应、没有呼吸,应立即开始高质量心肺复苏(图3-7)。

6. 及早除颤　如果取得 AED,应立即进行除颤。除颤完成后立即从按压开始继续 CPR(图3-8)。

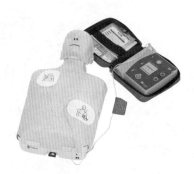

▲ 图3-8 及早除颤

四　心肺复苏技术与原理

心肺复苏(cardiopulmonary resuscitation,CPR),是指用人工的办法尽快帮助心跳呼吸骤停的伤病员建立呼吸与循环,从而保证心、肺等重要脏器的血氧供应,为进一步挽救伤病员的生命打下基础。心肺复苏主要技术包括胸外按压技术和人工呼吸技术,两者需有节律地交替进行。

1. 胸外按压的原理 心脏位于胸骨与胸椎之间,将胸骨向下按压,可以使血液从心脏流出到动脉。压力放松后,胸部便会因自身弹性而扩张复原,血液也从静脉回流到心脏内,从而维持血液循环。

2. 人工呼吸的原理 人工呼吸是利用人工手法或机械方法借助外力推动伤病员肺、膈肌或胸廓的活动,使气体被动进入或排出伤病员的肺,以保证机体的氧供和二氧化碳的排出。空气中氧气约占 21%。人体经过代谢后呼出的气体中,氧气仍然约占17%,而通过口对伤病员实施人工呼吸时所呼出的气体中,氧气约占 18%,二氧化碳仅占 2%,因此人工呼吸所提供的氧气足以维持复苏时伤病员机体的需要。

五 胸外按压技术

1. 成人胸外按压实施步骤 成人指的是青春期开始后及更大年龄者,详见表 3-1。

表 3-1 成人胸外按压实施步骤

步骤	具 体 操 作
1	确保伤病员仰卧在坚固平坦的平面上
2	紧靠伤病员,取跪姿(地面)或站姿(床面),保证按压的高度
3	将一只手的掌根放在伤病员胸骨下半部,大约在乳头连线中点与胸骨交界处(图 3-9),将另一只手叠放在第一只手上方(图 3-10)
4	双手手指交叉,双臂伸直,双肩位于胸骨的上方
5	以髋关节为支点,用上身的力量垂直向下用力按压

（续表）

步骤	具 体 操 作
6. 按压要点	口诀:快快压,用力压,要回弹,少中断 按压频次:每分钟 100～120 次的频次匀速按压 按压深度:垂直向下按压至少为 5 厘米 胸廓回弹:每次按压应使胸廓充分回弹 减少中断:胸外按压中断限制在 10 秒内

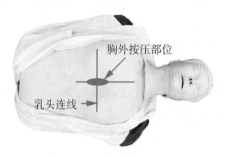

胸外按压部位

乳头连线

▲ 图 3 - 9　成人胸外按压位置

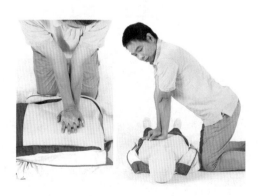

▲ 图 3 - 10　成人胸外按压技术

2. 儿童胸外按压实施步骤　儿童指的是 1 岁至青春期,详见表 3 - 2。

表3－2　儿童胸外按压实施步骤

步骤	具体操作
1	确保伤病员仰卧在坚固平坦的平面上
2	紧靠伤病员,取跪姿(地面)或站姿(床面),保证按压的高度
3	在确保按压深度前提下,可用单手或双手进行 单手:将一只手掌根放在伤病员胸骨下半部(图3－11) 双手:将一只手的掌根放在伤病员胸骨下半部,将另一只手叠放在第一只手上方
4	以髋关节为支点,用上身的力量垂直向下用力按压
5. 按压要点	口诀:快快压,用力压,要回弹,少中断 按压频次:每分钟100～120次的频次匀速按压 按压深度:至少为胸部厚度的1/3或约5厘米 胸廓回弹:每次按压应使胸廓充分回弹 减少中断:胸外按压中断限制在10秒内

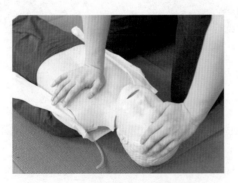

▲ 图3－11　儿童单手胸外按压方法

3. 婴儿胸外按压实施步骤　婴儿指的是1岁以下,但不包括新生儿,详见表3－3。

表 3‑3　婴儿胸外按压实施步骤

步骤	具体操作
1	确保伤病员仰卧在坚固平坦的平面上
2	如果伤病员衣服妨碍操作可以迅速移除衣物
3	位置:两乳头连线与胸骨交界点的下方胸骨上 双指法:用 1 只手的两根手指并拢垂直下压(图 3‑12) 环抱法:双手环抱婴儿,将两只手的拇指并拢或重叠用力下压(图 3‑13)
4. 按压要点	口诀:快快压,用力压,要回弹,少中断 按压频次:每分钟 100～120 次的频次匀速按压 按压深度:至少为胸部厚度的 1/3 或约 4 厘米 胸廓回弹:每次按压应使胸廓充分回弹 减少中断:胸外按压中断限制在 10 秒内

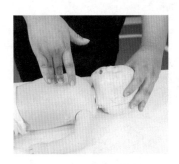　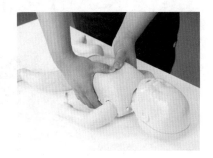

▲ 图 3‑12　婴儿双指按压法　　▲ 图 3‑13　婴儿环抱按压法

4. 孕妇胸外按压手法　怀孕超过 20 周的孕妇,子宫高度与肚脐相同或高于肚脐。在平躺时,子宫会压迫腹部大血管,导致流回心脏的血液减少,进而影响流向婴儿的血流。此时,胸外按压的同时,还需要减少腹部血管压迫,有两种方法。

方法 1:心肺复苏时需要实施子宫侧移手法,即将子宫向伤病员左侧移位,有助于缓解血管压迫(图 3‑14)。

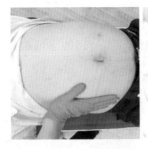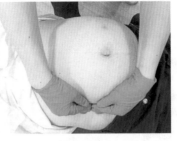

▲ 图 3 - 14　孕妇子宫侧移手法

　　方法 2：抬高孕妇右胯，由第二名施救者在孕妇右侧，将膝盖置于其身下抬高右胯(图 3 - 15)。或者用衣物垫在孕妇右臀部下方来抬高右胯。

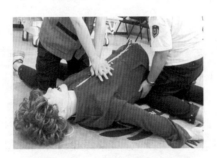

▲ 图 3 - 15　孕妇抬右胯按压法

六　人工呼吸技术

　　1. 开放气道　在人工呼吸之前需要开放气道，常用的手法有仰头提颏法和双手托颌法两种。

　　(1) 仰头提颏法：适用于没有头颈部损伤的伤病员。将伤病员平卧，一只手置于伤病员的前额，然后用手掌推头，使头后仰。一只手的手指置于下颏附近的下颌骨的下方，提起下颏，使颏上抬(图 3 - 16)。

注意：切勿压迫下颏的软组织，以防造成气道阻塞；切勿完全闭合伤病员的口腔而影响后面的人工呼吸（除非选择口对鼻人工呼吸的方法）；如伤病员有假牙且假牙松动，应将假牙取出以防脱落阻塞呼吸道。

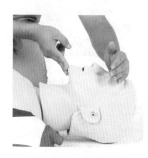 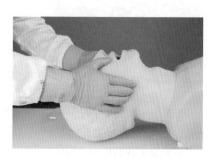

▲ 图 3-16　仰头提颏法　　　▲ 图 3-17　双手托颌法

　　（2）双手托颌法：又称托下颌法，适用于确诊或怀疑有头颈部损伤的伤病员。操作者站在伤病员头部前侧，两手肘置于伤病员头部两侧平面上，抓住伤病员的下颌角并向上提，将下颌向前移动（图 3-17）。

　　注意：这种技术对开放气道非常有效，但用口对口人工呼吸操作比较困难，且容易疲劳。因此，采用此法开放气道并进行口对口人工呼吸时建议双人操作；操作时不可两侧转动或向后倾斜伤病员头部，以免影响气道开放效果。

　　2. 人工呼吸实施步骤　详见表 3-4、图 3-18。

表 3-4　人工呼吸实施步骤

步骤	具体操作
1	使伤病员仰卧，必要时解开衣扣，以便观察胸廓起伏
2	开放伤病员气道，使伤病员口部微张，施救者一手置于伤病员前额并紧捏伤病员鼻孔；另一手托住伤病员下颌部使伤病员头部后仰

步骤	具 体 操 作
3	正常吸·口气(不必深呼吸)后,施救者张开口完全包住伤病员的嘴,使之完全不漏气
4	向内平稳用力吹气,每次吹气时间应持续1秒,同时观察伤病员胸部,看到胸廓抬起即可,气量500～600毫升
5	吹气毕,急救者头稍抬起侧转换气,以便做下一次人工呼吸,同时松开捏住伤病员鼻孔的手
6. 注意	吹气的同时观察伤病员胸部是否上抬,如未抬起,则重新开放气道后,再次给予1次人工呼吸。若伤病员牙关紧闭,可施行口对鼻人工呼吸;婴儿则采取口对口鼻人工呼吸

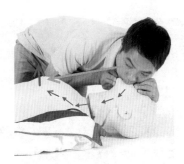

▲ 图3-18　口对口人工呼吸法

3. 人工呼吸的其他方法

（1）口对鼻呼吸法：适用于无法通过口腔进行通气的伤病员。如口部严重外伤或破伤风致牙关紧闭者,尤其适用于溺水发生时的水中救援,禁用于鼻出血或鼻阻塞伤病员。

1）将一只手压住伤病员的前额使头后仰,另一只手抬高伤病员的下颌部(如同仰头提颏法),并使伤病员的口腔紧闭。

2）用嘴唇包住伤病员的鼻腔吹气,吹气毕观察伤病员的被动呼吸情况,其余步骤与口对口人工呼吸相同(图3-19)。

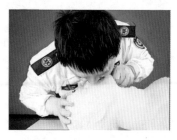
▲ 图 3-19 口对鼻呼吸法

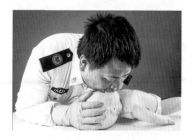
▲ 图 3-20 口对口鼻呼吸法

（2）口对口鼻人工呼吸法：婴儿由于体型较小，适用此法进行人工呼吸。施救者用嘴将患儿的口鼻同时包住，盖严后吹气，吹气量以胸廓抬起为宜。其余操作与口对口人工呼吸相同（图 3-20）。

（3）防护措施：为了尽量减少呼吸道传染疾病的可能性，可使用便携面罩或一次性防护膜进行人工呼吸（图 3-21）。

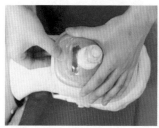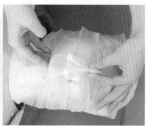
▲ 图 3-21 便携面罩或防护膜

4. 其他方式 其他通气方式还包括口对气管切口，使用球囊面罩（图 3-22）、建立高级气道等。

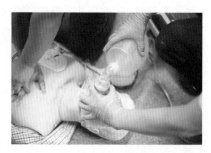
▲ 图 3-22 球囊面罩

七 胸外按压与人工呼吸比例

1. 胸外按压与人工呼吸比例　详见表3-5。

表3-5　胸外按压与人工呼吸比例

类别	比例	步骤
1	30：2	对所有人群实施30次按压接2次人工呼吸的急救循环(图3-23)
2	持续按压	**单纯式胸外按压术:**对口对口人工呼吸有忌惮,或者没有防护措施,请实施单纯胸外按压术(hands only CPR),即持续按压,不做人工呼吸,直至医务人员到达
3	15：2	两名医务人员施救,对儿童或婴儿可实施15：2的心肺复苏(15次按压接2次人工呼吸)
4	注意事项	施救者应保持高质量心肺复苏,交换按压的时机是: 1) 每5组30：2(15：2)的急救循环后 2) 在AED提示分析心律时(每2分钟) 3) 感觉疲劳导致按压质量下降时

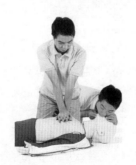

▲ 图3-23　胸外按压与人工呼吸

2. **急救呼吸**　医务人员对于有脉搏而无正常呼吸的伤病员仅给予人工呼吸。①成人按照每6秒(大约10次/分钟的频次)给予 1 次人工呼吸而不用胸外按压。②婴儿和儿童按照每 2～3 秒（20～30 次/分钟的频次）给予 1 次人工呼吸而不用胸外按压。以上通气方式，均需要每 2 分钟检查 1 次脉搏是否存在，如果脉搏消失，则马上开始 30：2 的心肺复苏。

八　自动体外除颤器——AED

心脏除颤法，简称除颤（defibrillation）。其原理是：当发生室颤时，通过在短时间内放出大量的电流通过心脏，使失去协调而各自收缩的心肌暂时全部停止活动，然后由窦房结或房室结发放电流冲动，从而恢复有规律的、协调一致的收缩。也就是说，除颤终止了不正常的心肌活动，让心脏的正常起搏点获得指挥权，而不是用电流"启动"正常心跳。目前比较通用的除颤器械有自动体外除颤器（automated external defibrillator，AED）（图 3 - 24）和手动除颤器。

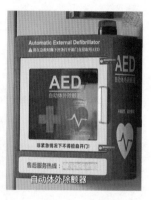

▲ 图 3 - 24　自动体外除颤器

1. 及早除颤的理论

（1）心肺复苏不能把室颤转为正常心律，只能维持心脏和脑部最基本的血供，室颤发作时需要除颤来纠正。

（2）成人心搏骤停发生时，最常见的心律失常是室颤或无脉室速，占 80%～90%（图 3 - 25）。

（3）除颤是治疗室颤的最佳方法。

（4）除颤成功率将随着首次除颤时间及以后各种急救措施的延迟而迅速下降，每分钟下降 7%～10%（图 3 - 26）。

（5）室颤通常只能持续数分钟，随后会转为心搏停止，如果在 10 分钟后开始除颤及 CPR，那成功率接近于零。

（6）当伤病员发生心搏骤停时，如果有目击者先为伤病员进行心肺复苏,可以延长室颤发作时间,增加救活的可能性(2~3倍)。但长时间停留在室颤状态下,心肌最终也会损伤,时间越长,除颤成功的机会也会变小。

(7) 大多数能够救治成功并保留较好的脑部功能,均是因为及早除颤以治疗室颤和无脉室速。

(8) 研究显示,对院外心搏骤停,如果目击者能在目击心搏骤停后 3~5 分钟内实施 CPR 和使用 AED 除颤,伤病员存活率为 41%~74%。因此,美国心脏协会(AHA)已建议实施非专业人员 AED 培训计划,即在心搏骤停容易发生的场所放置 AED,并对非专业人员培训心肺复苏及 AED 的使用方法。

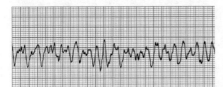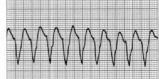

▲ 图 3–25　室颤与无脉室速

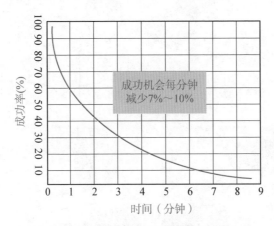

▲ 图 3–26　除颤成功率随时间下降

2. AED 使用对象　用于发生心搏骤停的各类人群。①成人及 8 岁以上的儿童应使用成人设备和电极片;②8 岁以下儿童或婴儿应使用儿童电极片或儿童模式开关,没有儿童电极片时则使用成人电极片。

3. AED 安放前准备　AED 电极片必须粘贴到伤病员皮肤上,才能完成电击。特殊情况如下。

(1) 多毛伤病员:安放电极片前需要清除胸部毛发,可用附带的剃刀。如果有备用电极片,可使用并按压电极片,使其尽可能多粘住毛发,并可快速撕脱。

(2) 药物贴片:如伤病员胸部贴有药贴,例如硝酸甘油、尼古丁、止痛药等,可在不延误电击前提下,除去贴片并擦拭干净。

(3) 水或雪地:将伤病员从水中拉出,快速擦拭胸部皮肤后再贴上电极片。雪地或小水坑中,则快速擦拭胸部后使用 AED 电极片。

4. AED 电极片安放位置　如图 3－27,应当按照电极片上的图片放置 AED 电极片。常用的有前侧位或前后位。

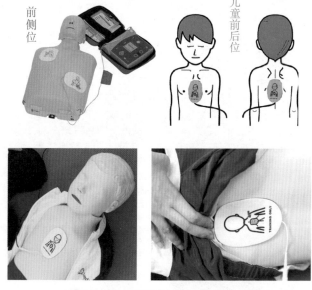

▲ 图 3－27　AED 电极片安放位置参照

5. AED 使用方法　启动电源,然后按照语音提示操作。通常的操作程序如下(图 3-28):打开电源→连接电极片→离开伤病员,分析心律→离开伤病员,放电。

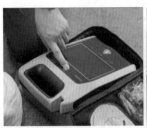
a. 打开电源

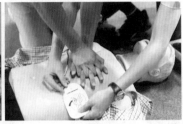
b. 连接电极片

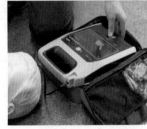
c. 离开伤病员,分析心律

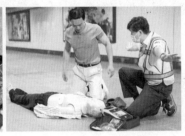
d. 离开伤病员,放电

▲ **图 3-28　AED 操作程序**

6. 使用 AED 的特殊情况

(1)装有永久性心脏起搏器的伤病员:永久性心脏起搏器(pacemaker)多数是埋在左锁骨下的皮下组织内,除颤时电极片应避开该装置粘贴,不要粘在起搏器上。

(2)装有植入式除颤器(implantable cardioverter defibrillator,ICD)的伤病员(图 3-29):如伤病员的 ICD 正在启动电击,应等待其电击程序完成后,才连接体外除颤器,其他注意事项与装有永久性心脏起搏器的伤病员相同。

(3)复发性或持续性室颤发作:如在除颤成功后,心脏复跳,但随后室颤再次反复出现,应再次进行除颤。

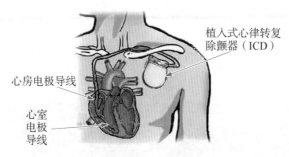

▲ 图3-29 植入式除颤器(ICD)

（4）儿童伤病员：目前除颤器内通常配备有适合儿童使用的除颤电极片，可以将能量降低至约50焦耳。如果没有儿童电极片，仍可以尝试用成人电极片进行除颤。对于体型较小的患儿，可以将电极片贴在患儿的前胸和后背位置（图3-28）。

（5）孕妇：AED使用方式与普通成人一样，发出的电击不会伤害胎儿。当孕妇复苏成功后，请将她置于左侧卧位。这有助于促进血液回流至孕妇的心脏，进而流向胎儿。

九 何时停止心肺复苏

心肺复苏一旦开始，便不应停止，除非出现以下情况。

1. 伤病员恢复呼吸脉搏或出现肢体活动。

2. 医护人员到来接替（图3-30）。

3. 施救者精疲力竭。

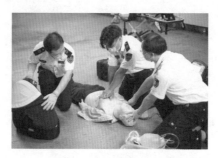

▲ 图3-30 医护人员接替

注意事项：①在进行心肺复苏时，如果伤病员出现呕吐，应将他的头转向一侧，将身躯稍微转向同侧，待呕吐后，清理口腔，将伤病员放回仰卧位置，重新评估并迅速处理。②如果伤病员恢复呼吸心跳，应对伤病员进行详细检查及处理，如伤势许可，应将伤病员置于复原卧位，密切注意呼吸、脉搏，快速送院。

十　复原卧位（稳定的侧卧位）

对于意识丧失，但有呼吸脉搏且颈椎没有受伤的伤病员，或者心肺复苏成功恢复呼吸的伤病员，应将其摆放成稳定的侧卧位（复原卧位）。目的是防止伤病员舌根后坠阻塞呼吸道，同时也便于分泌物或呕吐物流出，降低吸入导致窒息的危险。

转动伤病员之前，应先摘除伤病员的眼镜，取出随身物品，避免二次伤害。操作步骤如下（图3-31）。

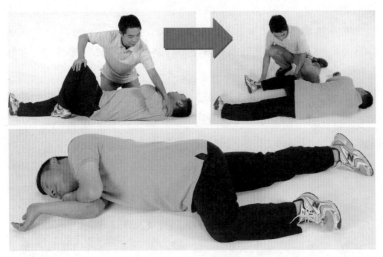

▲ 图3-31　复原卧位

1. 急救人员应跪在伤病员身旁，放平他的双腿，将伤病员靠近自己一侧的手臂弯曲成直角，手掌向上。

2.将伤病员另一侧手臂横放于胸前,手背紧贴另一面的脸颊。

3.一手提起伤病员远离急救人员一侧的膝部,直至脚掌平放在地面,另一手拉住伤病员同一侧的肩部,然后向自身方向拉动,使伤病员侧卧。

4.调整伤病员屈曲的腿,把髋关节和膝关节摆成直角,以防止身体前倾。如果伤病员肢体受伤不可屈曲,可用毛毯或其他支撑物放在伤病员胸前,支撑身体。

5.注意上面的手臂不要压住下面手臂的动脉,影响血液循环。

6.保持气道通畅。如有需要,可调整垫在脸颊下的手,以保持头部后仰。

 气道异物梗阻

成人气道异物梗阻常发生于进餐时(特别是吞咽大块未经咀嚼的肉类时)。老年伴有吞咽困难的伤病员(尤其是卒中者)在饮水和进食时极易发生呛咳和异物梗阻。

婴幼儿的气道异物梗阻往往发生于进食或玩耍时。在一般情况下婴幼儿有父母或他人在身边,且患儿往往处于清醒状态,如能及时采取有效措施,通常能解除梗阻状况。

根据气道梗阻的程度,可分为轻度梗阻和严重梗阻,征象如表3-6。

表3-6 气道梗阻的分类及处理

分类	症状及体征	处理方法
轻度气道梗阻	• 气体交换良好 • 意识清醒且能够用力咳嗽 • 咳嗽间隙可能有喘息	• 鼓励患者自主咳嗽和呼吸 • 密切观察患者情况 • 如果轻度气道梗阻持续存在,应呼救并采取急救措施

分类	症状及体征	处理方法
严重气道梗阻	<li>气体交换差或无气体交换</li><li>咳嗽乏力或完全没有咳嗽</li><li>吸气时有高调杂音或完全没有杂音</li><li>呼吸困难加重，成人可出现用手抓住颈部的窒息信号</li><li>口唇、皮肤发绀</li><li>成人不能说话；婴幼儿不能哭闹</li>	<li>成人：询问患者确定是否发生窒息。如果患者点头且不能说话，说明存在严重的气道梗阻，立即呼救并采取急救措施（腹/胸部快速冲击法）</li><li>婴儿：如果婴儿不能发出任何声音或进行呼吸，则可能发生严重气道异物梗阻，应立即呼救并采取拍背及胸部快速冲击法</li>

1. 腹部快速冲击法　又称海姆立克（Heimlich）法，可解除意识清醒的成人及1岁以上儿童窒息（图3-32），步骤如下。

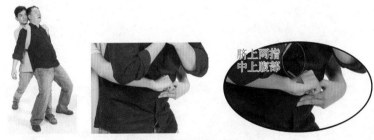

脐上两指
中上腹部

▲ 图3-32　腹部快速冲击法

（1）询问患者是否发生梗阻，若患者点头且不能说话，立即进行急救。

（2）操作者站在患者身后，在患者两腿之间成弓步或跪姿以保持平衡。

（3）双手环绕患者腰部，一手握拳，将拇指侧紧抵患者腹部，位于脐上和胸骨下的腹中线上。

（4）另一只手抱拳，向上向内快速冲击患者腹部。冲击力限于拳头上,不能用双臂加压。

(5)反复冲击,每次动作的节奏应独立明确,直到异物排出。若患者失去反应时,应立即转入无反应患者的抢救方法(参见下文)。

(6)注意事项

1)如果急救无效患者失去反应,应注意抱住患者向后小心放倒,对无反应且无呼吸或濒死样呼吸的患者应立刻实施心肺复苏。

2)如果患者怀孕或肥胖,应采取胸部快速冲击法(图3-33),手法与腹部冲击相同,冲击部位在胸骨的中段。

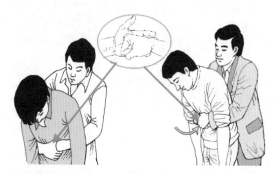

▲ 图3-33 胸部快速冲击法

3)解除窒息后患者仍应立即求医,检查并确保没有出现腹部冲击造成的内脏损伤。

2. 拍背及胸部快速按压法 可解除有反应的婴儿窒息(图3-34),步骤如下。

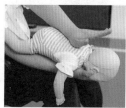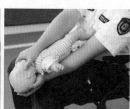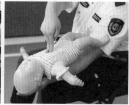

▲ 图3-34 婴儿气道异物排除法

（1）救助者采取跪姿或坐姿,尽量保持婴儿胸部裸露。

（2）使婴儿呈俯卧位(面朝下),头部略低于胸部,用手托住婴儿的头部和下颌(不可压迫喉部软组织),露出口鼻。救助者将持抱婴儿的前臂放在大腿上,支撑住婴儿的身体保持婴儿身体正中线与前臂重叠。

（3）用手掌根部用力拍打婴儿背部中央的肩胛区5次,每次1秒。

（4）拍打5次后,用双手及双臂夹住婴儿,将婴儿翻转后,将托住婴儿后脑及背部的手臂放在另一边大腿上,并保持婴儿的头部略低于其躯干。

（5）用两个手指指腹在婴儿胸骨平乳头连线下方,进行5次胸部快速冲击式按压,每次1秒。

（6）重复拍背(最多5次)和胸部快速按压(最多5次)程序,直到异物清除或婴儿失去反应。

3. 窒息且失去反应患者的急救方法

（1）如果患者失去反应,应立即采取心肺复苏法(实施30∶2比例的CPR)。

（2）每次开放气道时,需要检查口腔有无异物,如有异物立即清除(图3-35)。如果不能确切地看到异物,切勿盲目地用手指清除。

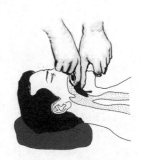

▲ 图3-35　清除气道异物

（3）若第1次通气无效,应重整气道后进行第2次通气。

（4）注意:如果患者意识不清,但呼吸顺畅、脉搏存在,应将患者置于稳定的侧卧位(复原卧位),并拨打"120"电话求助。

附:成人、儿童、婴儿心肺复苏流程及异同

心肺复苏步骤	成人和青少年 (青春期及以上)	儿童 (1岁至青春期)	婴儿(不足1岁, 除新生儿)
现场安全	确保现场环境对施救者和患者均安全		
检查反应	呼喊,轻拍双肩		呼喊,轻拍足底
呼救,取得 AED	单人施救先呼救,取得 AED,再行 CPR;多人施救同时做		如果现场只有一人,先做 5 组 CPR,再求救
检查呼吸 (5～10秒)	检查有无呼吸或濒死叹息样呼吸(喘息)		
心肺复苏程序	C‑A‑B‑D(胸外按压—开放气道—人工呼吸—电除颤)		
按压部位	乳头连线之间的胸骨下半部		乳线正下方的胸骨上
按压方法	双手掌根重叠	双手掌根重叠或单手掌根	双指按压法或双拇指环绕法
按压深度	至少 5 厘米 有监测反馈时不超过 6 厘米	至少 1/3 胸部前后径 大约 5 厘米	至少 1/3 胸部前后径 大约 4 厘米
按压频率	100～120 次/分钟		
胸廓回弹	保证每次按压后胸廓充分回弹 不可在每次按压后倚靠在患者胸上		
减少按压中断	尽可能减少胸外按压的中断 尽可能将中断控制在 10 秒钟以内		
开放气道	仰头提颏法(疑似头颈部损伤:推举下颌法)		

心肺复苏步骤	成人和青少年（青春期及以上）	儿童（1岁至青春期）	婴儿（不足1岁，除新生儿）
急救呼吸（适用于有脉搏无呼吸者，医务人员实施。急救人员应每2分钟检查一次脉搏。如脉搏消失，则开始CPR）	10次/分（约6秒钟/次）	20~30次/分（2~3秒钟/次）	
按压-通气比率（未置入高级气道）	30∶2（单/双人心肺复苏）	单人心肺复苏可行30∶2 双人心肺复苏可行15∶2	
单纯胸外按压	通气:在施救者未经培训或经过培训但不熟练的情况下施救者未经培训或人工呼吸不熟练的情况下可只做胸外按压		
除颤	尽快除颤。尽可能缩短除颤前后的胸外按压中断 每次电击后立即从按压开始心肺复苏 8岁以上用成人电极片和设备;8岁以下儿童或婴儿应使用儿童电极片,没有儿童电极片时则使用成人电极片		

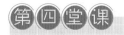

创伤与出血

　　创伤(trauma)一般是指各种致伤因素作用下造成的人体组织损伤和功能障碍,包括机械、物理、化学或生物等因素造成的机体损伤。狭义上,是指机械性致伤因素作用于人体所造成的组织结构完整性破坏或功能障碍。

 创伤机制

　　1. 交通伤　现代创伤中交通伤以高能创伤(高速行驶所发生的交通伤)为特点,常造成多发伤、多发骨折、脊柱脊髓损伤、脏器损伤、开放伤等严重损伤。

　　2. 坠落伤　指通过着地部位直接摔伤和力的传导致伤,以脊柱和脊髓损伤、骨盆骨折为主,也可造成多发骨折、颅脑损伤、肝脾破裂。随着高层建筑增多,坠落伤的比重逐渐加大。

　　3. 机械伤　以绞伤、挤压伤为主,常导致单侧肢体开放性损伤或断肢、断指,组织挫伤,血管、神经、肌腱损伤和骨折。

　　4. 锐器伤　伤口深,易出现深部组织损伤,胸腹部锐器伤可导致内脏或大血管损伤,出血多。

　　5. 跌伤　常见于老年人,造成前臂、骨盆、脊柱压缩性骨折和髋部骨折。青壮年跌伤也可造成骨折。

　　6. 火器伤　一般表现为伤口小,但伤口深,常损伤深部组织、器官,也可表现为穿透伤,入口伤小,出口伤严重。

出血对人体的影响 ....

1. 出血概念　血液(主要指红细胞)逸出心脏和血管之外称为出血。出血后血液排出体外称为外出血;血液在体腔内或组织间隙内蓄积称为内出血。

2. 出血的原因和发生机制　按照出血的原因不同,出血可分为破裂性出血和渗出性出血 2 种类型。因出血的原因、血管种类、局部组织的性质、出血的速度及部位的不同而有差异。

(1) 内出血:血液在体腔内或组织间隙内蓄积称为内出血。内出血的根据出血的血管、出血量及部位不同,常表现为积血、血肿、瘀斑(出血斑)、瘀点(出血点)、溢血和出血性浸润。

1) 积血:出血后血液流入体腔内蓄积称为积血(如胸腔、腹腔、心包、颅腔的积血等)。

2) 血肿:破裂性出血时,流出的血液蓄积在组织间隙或器官的被膜下,挤压周围组织并形成肿块。

3) 瘀斑(出血斑)、瘀点(出血点):多见于皮肤、黏膜、浆膜和实质器官等表面。主要见于渗出性出血。

(2) 外出血:外出血的特征是出血后血液排出体外。外伤时伤口处有血液往外流或形成血凝块;肺和气管出血时,血液被咳出称咳血或咯血;消化道出血时,血液如经口排出称吐血或呕血,如随粪便排出称便血;泌尿道出血时,血液随尿排出称尿血。

3. 出血的结局和对机体的影响

(1) 出血的结局因出血的原因、出血量、出血部位等不同而异。一般小血管的破裂性出血,由于受损的血管收缩,局部血栓形成和流出的血液凝固而自行止血。

(2) 出血对机体的影响因出血部位、出血量、出血速度等不同而异。一般器官短时少量出血对机体影响不大。

1) 脑、心等重要器官出血:后果严重甚至可危及生命。如颅内出血可引起颅内压升高,压迫中枢神经组织,引起瘫痪或死亡。

2) 心脏破裂出血:可引起心包填塞,导致急性心衰。

3) 急性大出血:在短时间内出血量超过总血量的 20%～25% 时,机体难以代偿适应,血压急剧下降,可发生出血性休克,严重时可引起死亡。

4) 长期反复的少量出血:机体虽能充分发挥代偿适应反应而不会致死,但可导致全身性贫血。

 创伤的类型

1. 类型　根据皮肤完整性,创伤可分为开放伤和闭合伤两种。

(1) 开放伤(图 4-1):是指皮肤上有伤口,有外出血现象,病原体容易从伤口侵入而导致感染。暴露的时间越长,受感染的可能性越大。

(2) 闭合伤(图 4-2):是指皮肤表面上没有伤口,受病原体感染可能性较小。但皮下组织、内脏器官受损及内在出血的程度难以准确评估,可能机体已经造成严重损伤导致大出血从而危及生命。

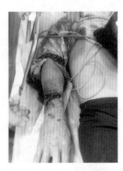 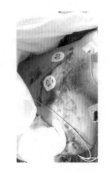

▲ 图 4-1　开放伤　　　　▲ 图 4-2　闭合伤

2. 常见创伤

(1) 擦伤:因皮肤受摩擦而受损,例如跌倒在地时,伤口通常留有泥土、沙石等,因而会增加细菌等感染的机会。

（2）刺伤：由尖锐物品如针、钉等造成。伤口表面虽然细小,但伤口可能很深,细菌等会被带往伤口深处而引起感染。如刺伤部分为腹部或胸口,更可能伤及内脏。

（3）割伤：被锋利的物品例如刀、玻璃片等造成的伤口,通常伤口比较整齐,可伤及皮下组织。如果伤及血管,会导致大量出血（图4-3）。

（4）裂伤：可因机器挤压或动物撕抓造成,伤口多为不规则形状。皮肤组织受损程度较大,伤口容易受细菌感染（图4-4）。

（5）枪伤：由子弹射入体内造成。入口伤处可能细小,但因动能庞大,会引起严重的内部创伤。子弹可能射穿身体,出口伤处通常有较大和不规则伤口。

（6）挫伤和瘀伤：由钝器打击造成,通常为闭合伤,皮肤会因皮下毛细血管破裂而导致瘀肿形成瘀伤。

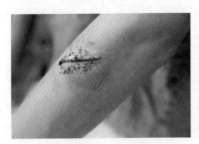

▲ 图4-3　割伤

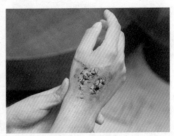

▲ 图4-4　裂伤

四　创伤的通用处理原则

1. 现场急救目的　观察生命体征,维持呼吸道通畅,对症处理,紧急送院。

2. 现场处理原则

（1）先复苏后固定：是指遇有心跳呼吸骤停又有骨折者,应首先用口对口呼吸和胸外按压等技术使心肺脑复苏,直到心跳呼吸恢复后,再进行固定骨折的原则。

(2)先止血后包扎:是指遇到大出血又有创口者,首先立即用指压、止血带或药物等方法止血,接着再消毒创口进行包扎的原则。

(3)先重后轻:是指遇到垂危的和较轻的伤病员时,就优先抢救危重者,后抢救较轻的伤病员。

(4)先救治后转运:过去遇到伤病员,多数是先送后救,这样常耽误了抢救时机,致使不应死亡者丧失了性命。现在应把它颠倒过来,先救后送。在送伤病员到医院途中,不要停顿抢救措施,持续观察病伤变化,少颠簸,注意保暖,平安到达目的地。

(5)急救与呼救并重:在遇到成批伤病员时,应较快争取到急救外援。

(6)搬运与医护一致:医疗护理和抢救应在任务要求一致、协调步调一致、完成任务一致的情况下进行。在运送危重伤病员时,就能减少痛苦,减少死亡,安全到达目的地。

五 断肢处理

(1)急救时需将患者和断离的肢体尽快地、安全地送到医院。

(2)断肢的近侧端用清洁敷料加压包扎,以防大出血。

(3)对于不能控制的大出血而必须应用止血带者,则每小时应放松1次,放松时应用手指压住近侧的动脉主干,以减少出血。

(4)对于大部断离的肢体(断端间残余的有活力的软组织少于断面软组织总面积的1/4),在运送前应用夹板固定伤肢,以免在转运时引起再度损伤。

(5)在患者发生严重休克时,应首先及时处理休克,以防止转运途中发生生命危险。

(6)离断肢体放入干净塑料袋中或用无菌敷料进行包裹,放入干净的塑料袋。再在四周放一些冰块或冰棍。转运越快越好,争取在6~8小时内能进行再植手术。千万不可把离断肢体浸入酒精（乙醇）、消毒水、盐水等中转运,这样就破坏了断肢组织结构,影响再植的成活率(图4-5)。

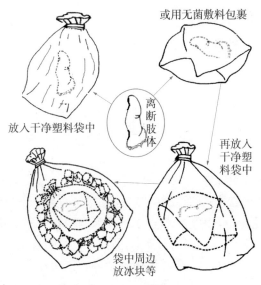

或用无菌敷料包裹

离断肢体

放入干净塑料袋中

再放入干净塑料袋中

袋中周边放冰块等

▲ 图4-5 离断肢体处理

六 止血方法

控制出血的原理是减少血液流向伤口,减少血液从血管流出及使血凝块尽快形成,防止感染。固定伤处及冷敷法均可减少出血。各种止血方法(直接压迫法、加压包扎法、止血带止血法)的机制是在创伤部位或近端处施以压力及将受伤部位抬高,可以降低伤处的血压,从而控制失血。

（一）直接压迫法

这是最直接、快速、有效、安全的止血方法,可用于大部分外出血的止血(图4-6)。直接压迫法的现场操作步骤如下。

1. 施救者戴手套、护目镜,做好个人防护。

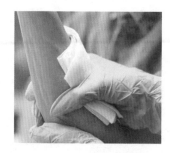

▲ 图4-6　直接压迫法

2. 给伤处覆盖敷料,敷料要完全盖住伤口。

3. 施救者手指的指腹或者手掌用力压在敷料上。

4. 用力压迫5~10分钟,观察伤口是否止血。

5. 如果血已渗透敷料,不要更换,应增加敷料,并加大力度压迫。

如果已止血,或者施救者已无力压迫止血,应采用绷带、三角巾或者止血带止血。

（二）加压包扎法

在直接压迫止血的同时,可再用绷带（或三角巾）加压包扎（图4-7a）。加压包扎法的现场操作步骤如下。

1. 抬高伤肢,用敷料覆盖伤口,用手直接在敷料上施压。

2. 用绷带或三角巾加压缠绕伤口止血。包扎后应检查手指或脚趾的血液循环。如伤肢出现肿胀、麻木、甲床青紫,可能因包扎过紧而影响血液循环,所以应适当松解绷带减压。

3. 如出血持续,可再加盖敷料,并用绷带进一步包扎。不要去除最初盖在伤口的敷料,以免撕开凝血块。

4. 如果伤口较深,外侧包扎效果不佳时,可用镊子向伤口深部填塞敷料,再将外部伤口加压包扎。

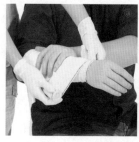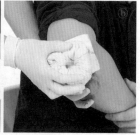

▲ 图4-7　加压包扎法

5. 如无骨折,抬高并设法用物体承托受伤部位;有骨折外露或异物时,不可在伤口处直接加压,可加用环形衬垫后再包扎(图4-7b)。

（三）止血带止血法

该方法仅适用于四肢外伤大出血,加压止血方法不能有效止血时才使用。虽然止血带能有效地控制出血,但损伤较大,如果使用时间较长,可导致肢体缺血性肌痉挛、肢体坏死,毒素的吸收可导致急性溶血、急性肾功能不全等严重并发症。因此,应尽量减少使用,除非大出血非常迅速有可能导致生命危险。市面上能够买到的一些有特殊用途的专用旋压式止血带(图4-8),可按照说明书进行使用。也可自制止血带,操作步骤如下(图4-9)。

1. 用三角巾折成约10厘米的宽条带,在距离出血伤口约5厘米的近心端缠绕肢体两圈后打结。

2. 在结上放硬质棍棒,比如金属棒或木棒,然后在结上打第二个结。将棍棒扭转直至出血停止后固定。

3. 观察肢体前侧出血部位情况,松紧度应足以阻断血流为宜。

4. 在醒目部位贴标签或做标记,注明上止血带的时间和部位。迅速送院,并与接诊医生交接。

5. 当伤员转运至医院的时间超过2小时的情况下,需要适当放松并观察敷料有无出血迹象。如不再出血,可完全松解止血带;如仍有出血,应再次结扎。

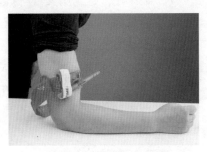

▲ 图4-8 旋压式止血带

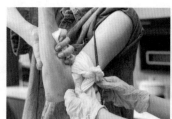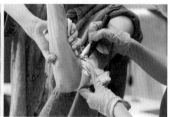

▲ 图4-9　止血带止血法

七　身体主要部位出血

(一) 头皮出血

由于头皮血流丰富,伤口出血量一般较大,时间长会导致失血性休克。头部出血,除了是皮肤破损外,也可能是其他更严重的创伤,例如颅骨骨折、头颅内出血。伤者亦会因年老、醉酒或脑部撞伤而人事不省,所以要特别注意。

1. 现场急救目的　处理创伤止血,观察意识状态,紧急送院。

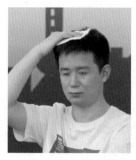

▲ 图4-10　头皮出血
压迫止血

2. 现场急救方法

(1) 现场立即止血:最好的方法是直接压迫止血(图4-10),需要注意的是:由于血迹较多患者及家属要冷静切勿慌张,取比伤口略大的布类直接压迫伤口止血。临床经常碰到用大量材料包扎整个头部,但还是止不住血,就是没有压住伤口。也不要用卫生纸压迫止血,卫生纸并不卫生,而且血液浸泡后产生大量碎屑要冲洗清理,容易感染。更不要在伤口上使用各种粉剂、药粉等,只会对后期清创缝合带来困难,还增加感染机会。

(2) 密切留意及重复检查伤者的清醒程度。如伤者不省人事,应按头颅骨骨折处理。

（3）紧急送院。

（二）鼻出血

在空气干燥、罹患感冒或者鼻子受外力撞击的情况下,鼻内血管很容易破裂而发生出血。当自己或者身边人流鼻血时,不要慌张,应采取正确的体位和方法来止血。如果多次、反复出血,应及时去医院就诊,查明原因。

1. **采取正确的体位** 让患者坐在椅子上并且令其头前倾,再根据鼻出血的量来选择止血方法。鼻出血时,患者既不要抬头后仰,也不要躺下,否则会使血液流进咽部,并经咽部进入消化道,从而可能会引起恶心、呕吐（图4-11）。

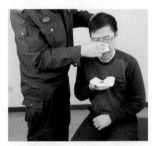

▲ 图4-11 鼻出血

2. **止血方法**

（1）指压止血法:如果鼻出血量小,可采用指压止血法。用拇指或食指指腹按压流鼻血的鼻翼,向鼻中隔部用力。同时,让患者张口呼吸,以减轻鼻部的压力。一般指压5～10分钟,出血即可止住。

（2）压迫填塞法:如果鼻出血量稍大,可采用压迫填塞法。用纱布、脱脂棉卷成如鼻孔粗细的条状,用清水浸湿,然后慢慢填入鼻腔,使之压迫出血点。注意填压物不要太松,否则达不到止血目的。填压物也不要填塞过深,外面要留有长端以便于取出。最好不要选用卫生纸填压,因为卫生纸不是无菌的,可能会导致感染,而且卫生纸较纱布和脱脂棉硬,容易引起鼻黏膜二次损伤。

3. **注意** 如果经简单救治后仍血流不止,或者患者鼻出血量较大,有面色苍白、出虚汗、精神差等休克前兆,要让其采取半卧位,并尽快前往医院治疗。

（三）眼部创伤出血

眼球可能被直接撞击,导致眼球内出血、破裂、视网膜脱落,引致失明。巨大的冲击可令眼眶附近骨折。若被刺伤时,需留意眼球内可能留有异物,眼睛剧痛或有明显伤口,眼球周围有淤血,眼球内积血或有血液或清澈的液体流出。有时微细的异物弹入角膜或眼球,未必有明显的伤口,视力会模糊。

1. 现场急救目的　防止伤情恶化,紧急送院。

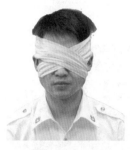

▲ 图 4 - 12　眼外伤

2. 现场急救方法

（1）让伤者仰卧,尽量保持头部稳定。

（2）用敷料遮盖受伤的眼睛,同时嘱咐伤者眼向前看,减少眼球移动(图 4 - 12)。

（3）切勿试图移去嵌在眼内的异物,或清除流出的组织。

（4）嘱伤者避免咳嗽。

（5）紧急送院。

3. 眼外伤　对眼外伤的正确处理,关系到能否保存眼球和恢复部分视功能。若处理不当,可留下终身残疾。初步急救须迅速准确,而且要依据不同的伤害,做不同的处理。7 种眼外伤类型及处理方法如下。

（1）眼睑外伤:眼睑皮肤是人体最薄的皮肤,眼睑挫伤后常常出现眼睑水肿和皮下出血。严重挫伤时可出现眼睑皮肤全层裂伤,如损伤靠近鼻侧的上下眼睑,可能会造成泪小管断裂等。处理方法:拿一块清洁的辅料覆盖伤口,略加压力止血,即刻到医院专科医生处进行清创缝合。

（2）结膜、角膜异物及擦伤:患者有异物感、流泪、睁不开眼睛等不适。处理方法:首先,伤者不要揉搓眼睛,以免造成角膜、结膜擦伤。可尝试将上眼皮拉起,让异物随着泪液流出。也可用抗生素眼药水、生理盐水冲洗,冲洗后适当眨眼、睁眼,如仍有异物感,应去眼科就诊。

（3）眼球挫伤:常见有眼球被木棍、石头、拳头击伤,以及足球、篮球、羽毛球砸伤,轻的可造成眼睑红肿有淤血、结膜下出血

（大家常见的"眼睛出血了"），如果受伤严重，就会造成眼球内出血、前房积血、虹膜、晶状体、视神经、视网膜损伤甚至眼球破裂，导致永久性视力损害。还有一些钝挫伤不损伤眼球，但是会造成眼眶骨折，早期感觉不明显，后期会出现看东西重影、眼球位置凹陷等改变。处理方法：一旦受到这类伤害，应立即冷敷约 15 分钟，眼部应制动休息。若存在气肿或者骨折，切忌擤鼻涕，要高枕卧位，如果发现患眼内有出血，眼球胀痛视力下降，尽快进行眼科检查。

（4）眼球穿通伤：锐器或异物使眼球壁穿通，均称为眼球穿通伤。较常见的是刀、剪、针、玻璃、高速飞来的异物刺伤或击穿眼睛，有明显疼痛感，视力急剧下降。处理方法：一旦受伤，不可尝试拿掉致伤物，也不要擦拭伤口处的血痂，应立即以清洁敷料轻轻包扎，送往医院，由专业医生根据伤情进行不同的手术治疗。必要时可用大小合适的盖子，经开水等消毒后，盖住脱出的伤眼并包扎，迅速送医院急诊。同时，伤员应尽量避免颠簸及低头动作，防止眼内容物进一步脱出。

（5）电光性眼炎：电光性眼炎是因眼睛的角膜上皮细胞和结膜吸收大量而强烈的紫外线引起的急性炎症，常见的原因包括直视紫外灯、太阳、电焊、氩弧焊等未带防护镜。处理方法：冷敷眼部，局部用氯霉素眼药水、红霉素眼膏等预防感染，外出戴墨镜或防护眼镜。

（6）眼部化学伤：眼部化学伤主要是由强酸（硫酸、硝酸、盐酸等）、强碱（石灰、稀氨溶液水、氢氧化钠等）的溶液，粉尘或气体等接触眼部而发生的伤害。多发生于化工厂、施工场所和实验室。处理方法：应在第一时间内进行大量清水冲洗，冲洗时间在 30 分钟以上。需要注意的是，如果有干石灰进入眼部，应把石灰去除后再行冲洗，否则会造成热灼伤。如条件允许，酸性烧伤可用 3％的小苏打水冲洗，碱性烧伤可用 3％的硼酸水冲洗。冲洗的时候应翻开眼睑，转动眼球，至少冲洗 30 分钟；也可将伤员头部泡入盆中，反复睁眼、闭眼，将异物洗净，冲洗完毕后，再将患者送往医院救治。

（7）烟花爆竹伤：因燃放烟花爆竹导致的眼外伤也比较多见，尤其以儿童和青壮年多见。处理方法：用一块洁净纱布或手帕盖上创面，轻轻捂住伤眼（伤口），尽快赶往附近的正规医院就诊。

4. 预防　①很多角膜异物患者，大多是因在施工或者车间操作过程中眼内进入小的碎屑造成的，但如果在工作中注意戴上防护镜，就可以避免受伤。②做家务时使用清洁液体、清洁剂或化学物之前要先阅读其注意事项，使用后应彻底把手洗干净。③户外活动时尽量远离杀虫剂或者化学药品喷洒，尽量不要到植物太茂盛的地方，避免划伤眼部。④小朋友尤其要注意：选择玩具应避免标枪、子弹枪这类可从远距离射入眼睛的玩具。避免接触激光笔等会损伤黄斑功能的玩具，教导儿童正确使用剪刀或铅笔等危险物品。

（四）耳内出血

常发生于耳鼓膜穿孔或颅底骨折时。直接损伤多见于掏耳朵或取异物时将镊子、发卡或火柴梗等伸入外耳道过深，以致刺破了鼓膜。间接冲击多见于爆破时的声波击破鼓膜所致，亦可因跳水、拳击耳部或滑冰时突然跌倒而使鼓膜被震破。

1. 症状　耳朵痛、短暂失聪、耳孔出血。头部受伤引起颅骨骨折时，流出的血液可能混有清澈的脑脊液，呈血水状，不能凝结。

2. 处理　①伤者如果意识清楚，可让他保持侧卧姿势，头倾向出血侧，让血水或脑脊液流出（图4-13）。②不要随便往耳朵里

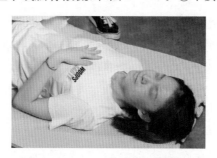

▲ 图4-13　耳道流血勿填塞

滴药或冲洗外耳道,不要用堵塞外耳道的方法止血。

(五) 口内出血

1. 病因

(1) 外伤:有的时候口腔黏膜被食物,比如鱼刺扎伤就会出血。这种有比较典型的症状,患者自己能够做出清晰判断。

(2) 牙周炎或者牙龈炎:在刷牙的过程中,有的时候啃苹果,甚至有的患者比较严重一点漱口的时候也会出现牙龈的出血,就可以看到唾液里有红色或者粉色的血丝。这种情况最好到医院口腔科做检查,看看是不是有比较多的菌斑牙石,然后根据情况洗牙或者做牙周系统治疗,由医生来决定治疗程序。

(3) 口腔内牙龈或者是舌头的软组织感染:如果只是肿胀,可能问题不大,如果是继发别的细菌感染引起破溃,也会导致出血。或者口内有残根,比如有些人牙根可能没有完全掉,然后留了一个牙根在里面,这时候会频繁刺激颊黏膜或者舌头,也会引起出血(图 4-14)。

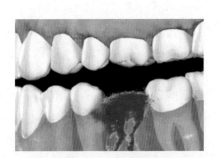

▲ 图 4-14 牙齿损伤出血

2. 临床表现

(1) 挫伤后出血:皮下或黏膜下出血,呈紫红色的淤血改变,重者可损伤较大的血管而形成血肿。若局部肿胀范围不断增大,则表明仍有活动性出血。若血肿发生在口底、咽旁或颈部,可发生呼吸困难,甚至引起窒息。

（2）其他外伤：如裂伤创口边缘较整齐，爆炸伤边缘不规则、多伴有软组织缺损，咬伤多有齿痕，交通伤为不规则创口多合并颌面部骨折等，这些损伤均可引起不同程度的局部出血。

（3）急救原则：①确定出血性质、原因、部位和判断出血量。②选择不同的方法进行止血。③有出血性休克者应采取相应的救治措施。

3. 处理方法

（1）对挫伤引起的皮下或黏膜下血肿，可进行冷敷和适当加压。若肿胀范围不断增大者，说明仍有活动性出血，应及时手术探查，结扎出血的血管，并注意保持呼吸道的通畅。

（2）对裂伤等出血创口的处理，一般可采用缝合和加压包扎的方法处理，但必须注意对出血的血管进行可靠的结扎。若创口不能拉拢缝合，且创口较深、出血量大、一时难以控制出血者，可采取油纱条填塞压迫止血，待创造条件后及时止血。

（六）骑跨伤

两腿呈分开坐姿向下跌落，此时如地上稍有突起，就可伤及外阴；有时腿虽未分，但尖锐器物能深触外阴，如尖桩、自行车大梁、棍棒等。受伤一般限于外阴，但女性也可伤及阴道内部。伤情多为血肿形成、挫裂伤、穿通伤等。

伤后应立即到医院就诊，以明确受伤范围及程度。例如血肿，此处血管丰富，组织疏松，血肿易继续扩大，故必要时应切开止血。一般可先冷敷观察肿块变化，并应用止血药、抗感染药。如果有裂伤、穿通伤，应查清并及时缝合修补，预防并发症，做好随访工作。

八　复杂创伤处理

（一）胸部创伤

胸部包括由 12 对肋骨所围成的胸腔，内有心脏、肺和气管及大动脉和大静脉等重要器官。这些脏器的损伤很可能威胁生命。如果肋骨骨折造成胸部的贯穿创伤，伤者的呼吸可能受到严重影响。如果伤及肺部,伤者会咳出鲜红色带泡沫的血液,并可能因内出血而休克。多根多处肋骨骨折会造成连枷胸,可使局部胸壁失去支撑,导致受伤胸壁于吸气时收缩,呼气时扩张,与正常的呼吸动作完全相反。这种"反常呼吸"会使伤者呼吸困难。如果伤者未出现上述复杂性肋骨骨折或连枷胸症状,则可作为单纯性肋骨骨折处理。

1. 症状

(1) 胸部疼痛、瘀肿;可能有伤口、出血(内出血),出现休克。

(2) 呼吸困难、浅而快速,吸气时加重。

(3) 可能出现反常呼吸(连枷胸)。

(4) 如果肺部被刺穿,流出来的血可能带泡沫,可听到气流声。

(5) 嘴唇、指甲及皮肤发绀。

(6) 接近伤口的皮下组织或许有空气进入,导致膨胀,按压会有"捻发音"。

2. 现场急救目的 防止空气进入胸腔,维持呼吸,紧急送院。

3. 现场急救方法(图4-15)

(1) 密切观察伤者的意识、呼吸和脉搏,保持呼吸道通畅。

(2) 如果有伤口,应立即用消毒的厚敷料(多层无菌的凡士林纱布,外加厚纱布或棉垫)覆盖封闭伤口。用不透气的薄膜封闭伤口并用胶布固定,封住不透气敷料的三边,向下的一边留出,使血液和气体能够单向排出,再用宽胶布绷带或胸带包扎固定。

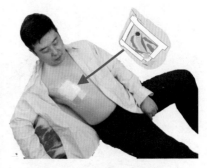

▲ 图4-15 胸部创伤(贴三边单向活瓣)

(3) 在采用各种方法使软化胸壁固定以保持稳定,从而减轻或消除反常呼吸运动。如让伤员卧向受伤侧胸壁、软化胸壁用棉垫和绷带包扎或长宽胶布条重叠固定；局部沙袋压迫固定。

（4）拨打"120"电话求助，紧急送院。

（二）腹部创伤

腹腔内有肝脏、脾脏、肾脏、胰腺等重要器官。腹部创伤通常由于内部脏器伤势不明，创伤的严重程度难以判断，务必小心谨慎。

1. 症状

（1）开放性腹腔创伤可见明显伤口。

（2）肠腔可能外露。

（3）闭合性腹腔创伤除瘀痕外，表面可能没有伤口。

（4）腹腔内出血，整个腹部会有胀痛。

（5）面色苍白、脉搏细速。

（6）血压下降、休克，意识不清。

2. 现场急救目的　止血，保护内脏，防止感染，紧急送院。

3. 现场急救方法（图4-16）

（1）让伤者平卧，屈起双膝或垫高双腿以便放松腹部肌肉，以防止伤口裂开。

（2）用敷料盖好伤口，再以绷带或胶布固定。

（3）如果伤者咳嗽或呕吐，可以轻轻按住伤口的敷料，防止内脏挤出。

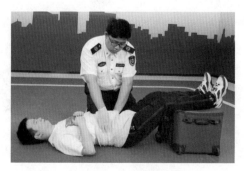

▲ 图4-16　腹部创伤

（4）如有内脏从伤口露出，切勿直接触摸，更不要把它塞回腹腔，应用干净湿毛巾或湿敷料覆盖后包扎。

（5）密切观察伤者的意识、呼吸和脉搏。

（6）拨打"120"电话求助，紧急送院。

（三）爆炸伤

指由于爆炸造成的人体损伤，广义上的爆炸分化学性爆炸和物理性爆炸两类。前者主要是由炸药类化学物引起，后者由如锅炉、氧气瓶、煤气罐、高压锅等超高压气体引起。另外，局部空气中有较高浓度的粉尘，在一定条件下也能引起爆炸。

1. 爆炸产生四种初期损伤　压力冲击波导致的冲击伤，爆炸碎片、跌落损伤导致的爆烧伤和爆碎伤，以及有毒有害气体中毒（图4-17）。

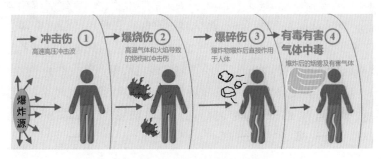

▲ 图4-17　爆炸初期损伤机制

（1）冲击伤：爆炸物在爆炸的瞬间产生高速高压，形成冲击波，作用于人体形成冲击伤。①听器冲击伤：发生率为 $3.1\%\sim55\%$；伤后感觉耳鸣、耳聋、耳痛、头痛、眩晕。②肺冲击伤：发生率为 $8.2\%\sim47\%$。伤后出现胸闷、胸痛、咯血、呼吸困难、窒息。③腹部冲击伤：伤后表现腹痛、恶心、呕吐、肝脾破裂大出血导致休克。④颅脑冲击伤：伤后神志不清或嗜睡、失眠、记忆力下降，伴有剧烈头痛、呕吐、呼吸不规则。

（2）爆烧伤：实质上是烧伤和冲击伤的复合伤，发生在距爆炸中心1～2米范围内,由爆炸时产生的高温气体和火焰造成。严重程度取决于烧伤的程度。

(3)爆碎伤:指爆炸物爆炸后直接作用于人体或由于人体靠近爆炸中心,造成人体组织破裂、内脏破裂、肢体破裂、血肉横飞,失去完整形态。甚至还有一些是由于爆炸物穿透体腔,形成穿通伤,导致大出血、严重骨折。

(4)有毒有害气体中毒:爆炸后的烟雾及有害气体会造成人体中毒。常见的有毒有害气体为一氧化碳、二氧化碳、硫化氢、二氧化硫等。

2. 现场急救目的　在安全情况下维持秩序,处理创伤,紧急送院,防护有害气体。

3. 现场急救方法

(1)维持现场的秩序,必须立即报告政府应急机构,组成现场指挥部,统一指挥。交通、公安、消防、救援、医疗急救等各部门密切合作,希望最大限度地减少人员伤亡的损失。第一时间通过拨打紧急救助电话"110、119、120、122"或其他专线电话来达到上述目的。

(2)现场急救原则:先救命后治伤,先救重伤后救轻伤,先救有救治希望的。有效地利用急救资源,尽快将重伤员送医院进行手术、输血等确定性的治疗。

(3)烧伤的现场急救:要注意不要涂药,可采取降温、保护创面等措施。

(4)爆炸伤伤口的处理原则:尽量保存皮损、肢体,包括离断的肢体,为后期修复、愈合打下基础,最大程度地避免伤残和减轻伤残。颅脑外伤有耳鼻流血者不要堵塞,胸部有伤口随呼吸出现血性泡沫时,应尽快封住伤口。腹部内脏流出时不要将其送回去,而要用湿的消毒过的无菌敷料覆盖后用碗等容器罩住保护,免受挤压,尽快送医院处理。

(5)注意防护有毒有害气体:防护好眼睛、呼吸道和皮肤等有毒有害气体进入的途径,穿戴护目镜、头盔、口罩、手套、靴子、防护服等,有条件的救援队员应穿戴专业的防护装备,如带供氧装置的防护服。脱离现场后脱去染毒服装及时进行洗消,包括冲洗眼睛、全身淋浴。对已表现为气体中毒的人员,应快速转移到安全的地点进行急救。如果判断呼吸停止,立即进行心肺复苏。已经意识不清的伤者,要注意保持呼吸道的通畅,可以采用仰头提颏法开放呼吸道。但如果是坠落伤或头背部受伤,则要注意保护颈椎,谨慎使用这个手法。

（四）挤压伤

伤者身体部分或肢体因被重物长时间压迫导致大面积的肌肉受创,同时重压会阻碍血液循环。受创部位以下的肢体因缺乏血液供应,导致麻痹及失去知觉。肢体受重压亦会引致骨折。

肌肉因长时间受压或缺血导致组织坏死,并释出毒素。当重物被移开后这些毒素迅速进入血液循环,导致急性肾衰竭甚至危害生命。挤压伤的严重程度与压力大小、受压时间及受伤部位有关,如果伤者受压超过 6 小时,在获得医疗援助前,不应把重物移开。

1. 现场急救目的　在安全情况下移去重物,处理创伤,紧急送院。

2. 现场急救方法

（1）观察现场环境是否安全。例如是否有倒塌或地陷的危险。在安全情况下找旁人协助将重物移开。如无把握,切勿强行拖出伤者。

（2）如果受压超过 6 小时,不应立即把重物移开(图 4 - 18),

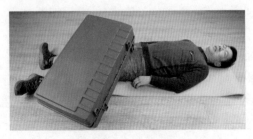

▲ 图 4 - 18　挤压伤

要请专业人员给出医学处理后再行移开重物。

（3）迅速止血及固定骨折。

（4）拨打"120"电话求助，紧急送院。

（五）异物刺入伤

1. 尖锐异物刺入体内后，严禁直接拨出。否则，可能引起伤口大出血、神经损伤、内脏损伤等情况而加重病情。

方法：先将两块敷料剪开一半，成90°放在异物显露部分的周围。然后用绷带卷或三角巾做成保护圈扣起异物，尽可能使其不摇动和避免包扎时压住异物，再行相关部位的包扎。搬运伤者时应避免挤压、碰撞伤处（图4-19）。

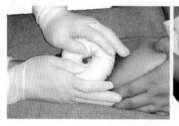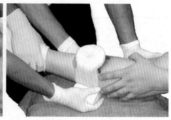

▲ 图4-19　异物刺入固定包扎

首先，异物不能轻易拔除。异物不拔除以前，有填塞的作用，能避免大量出血和气胸的发生。

其次，还要注意：①转运患者尽量不剧烈晃动身体，特别是脑部。②去医院的路上保护好异物外露的部分，避免撞击引起异物移位，避免加重损伤。③如果异物太长，可以切断。④即使异物刺入较浅，也不要随意自我拔出，以免造成体内大出血。⑤必须及时就医，第一时间拨打"120"电话，到医院由医生做出正确处置。

2. 如果是泥沙、碎玻璃、蜜蜂刺等表浅异物扎入身体，可将异物剔除。用清水冲洗伤口，待伤口干洁后进行包扎。注意：创面较大且脏，建议送院清创包扎。

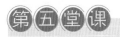

骨骼肌肉损伤

 概述

　　骨骼与骨骼肌是人体运动系统的主要组成部分,骨骼负责支撑身体、保护内脏,骨骼肌附着于骨骼,为我们的运动提供动力。

 骨折急救步骤

骨折是骨骼的断裂,可能会造成神经、血管、脏器损伤。

1. 症状识别

(1) 有致伤因素:如车祸、外伤、跌倒、坠落、远距离徒步等。

(2) 典型表现

1) 受伤部位疼痛、肿胀和活动功能受损。

2) 受伤肢体变形,出现不正常活动状态。

3) 受伤部位有骨质摩擦感或摩擦声音。

(3) 并发症表现

1) 可能有面色苍白、血压下降、脉搏微弱、心跳加速、意识不清等休克表现。

2) 可能有发热、寒战等感染表现。

3) 可能有恶心、呕吐、昏迷等颅脑损伤表现。

4) 可能有胸闷、气促、呼吸困难等心肺受损表现。

2. 现场急救目的　　抢救生命,稳定受伤部位,迅速转运。

3. 骨折急救步骤

（1）检查有无大出血、休克、呼吸困难等威胁生命的情况：有出血、休克者须立即止血，昏迷者要将头转向一侧（颈椎和脊柱受伤者除外），多根、多处肋骨骨折者应立即对胸壁进行固定。

（2）立即呼叫"120"电话求救，密切观察伤病员的意识、呼吸和脉搏。

（3）包扎：伤口处用无菌敷料（如医用纱布、纱垫等）或干净布类（如干净毛巾、衣物、床单等）覆盖包扎以减少污染。

（4）妥善固定受伤部位，固定方式详见下文。

不建议自行进行骨折包扎固定。如有骨折造成生命危险、急救人员无法到达、需自行搬运伤者等特殊情况时，可尝试对骨折部位进行包扎、固定。

三 各部位骨骼损伤处理

（一）头面部骨折

1. 典型表现　受伤部位疼痛、肿胀、畸形、活动功能受损，呈不正常活动状态（图 5-1）。

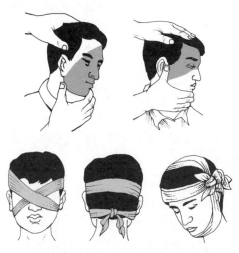

▲ 图 5-1　止血包扎

2. 现场处理

（1）头面部骨折在院外难以有效固定，现场处理重点在于止血、包扎、防止窒息。

（2）如有出血、伤口，需先止血、包扎伤口。

（3）及时清理鼻腔、口腔内影响呼吸的异物（如牙齿、血凝块等），保持呼吸顺畅。

（二）锁骨骨折

1. **典型表现**　锁骨部位肿胀、瘀斑、疼痛，肩部活动时疼痛加重。

2. 现场处理

（1）如有出血、伤口，先止血、包扎伤口，然后固定。

（2）固定方法：受伤锁骨侧胳膊屈曲成 30°～45°（手指紧贴健侧锁骨）。用床单、围巾等从下方将前臂兜住（手上方预留 20 厘米用来打结）。将床单、围巾在肘部外侧旋转并向后折，从背后绕至健侧肩膀处打结，挂住伤肢。用衣物或长毛巾等折成宽带状（10～15 厘米）将悬挂好的伤肢包裹，在健侧胸部腋下打结固定，结下及伤肢腋下应放柔软材料做衬垫（图 5 - 2）。

（3）此法适用于：锁骨骨折、肋骨骨折、肩部外伤、手部外伤或骨折。

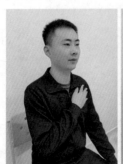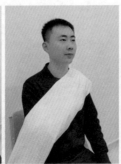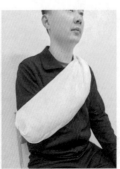

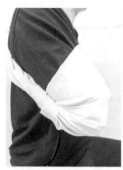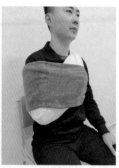

▲ 图5-2　锁骨骨折固定

（三）上肢骨折

1. 典型表现　受伤部位疼痛、肿胀、畸形、活动功能受损、不能正常活动。

2. 现场处理

（1）如有出血、伤口，先止血、包扎伤口，然后固定。

（2）固定方法：伤肢屈曲成 $80°\sim85°$（腕略高于肘）。可用卷折的杂志、厚纸板、树枝等硬质材料充当夹板，置于伤肢外侧，在骨折部位的两端用绷带、布条等布类扎紧。可用长毛巾、腰带等物品将前臂悬挂于胸前。上臂骨折时，需用衣物或毛巾等折成宽带状（10~15厘米）将悬挂好的伤肢包裹，在健侧胸部腋下打结固定，结下及伤肢腋下应放柔软材料做衬垫（图5-3）。

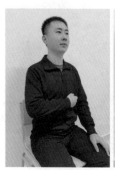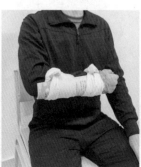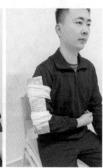

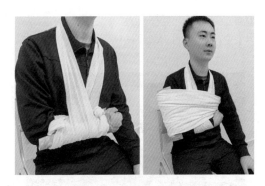

▲ 图5-3 上肢骨折包扎处理

（3）此法适用于：肘部可屈曲的上臂、前臂的外伤或骨折。对于肘关节不能屈曲者，不用此法。没有骨折时不需使用夹板。

（四）肋骨骨折

1. **典型表现**　受伤部位疼痛，呼吸、咳嗽时加重；胸壁畸形；严重时可有呼吸困难。

2. 现场处理

（1）如有出血、伤口，先止血、包扎伤口，然后固定。

（2）固定方法：可采用与锁骨骨折相同的固定方式。

（五）脊柱骨折

1. **典型表现**　脊柱受伤部位疼痛，站立及翻身困难，可有瘫痪、肢体感觉异常等表现。致伤因素（坠楼、车祸最常见）可能造成头颈部或者脊柱损伤时均应按脊柱骨折处理。

2. 现场处理

（1）不可随便搬动伤者，切勿让患者坐起或做转头、弯腰等动作，处理时仅可就地左右稍翻动。

（2）如有出血、伤口，先止血、包扎伤口，然后固定颈部。

（3）固定方法：可用硬纸板剪成如下形状，或用卫生纸、衣物等围住颈部作为简易颈托，保持颈部稳定（图5-4）。

（4）搬运：须用硬质担架、木板或门板运送。可多人将伤者平托至担架上或让伤员滚动至担架上。无论何种方法,均应使伤者保持平直状态,并保持颈部稳定(图5-5)。

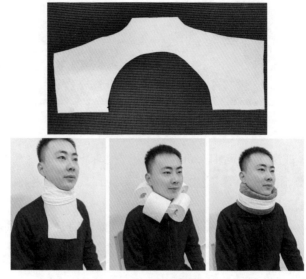

▲ 图5-4　颈部固定

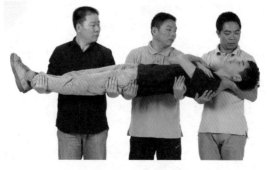

▲ 图5-5　多人平托

（六）骨盆骨折

1. **典型表现**　骨盆受伤部位疼痛,按压骨盆两侧会加重伤处疼痛,双下肢长度可不对称,会阴部可有淤斑,常伴有休克表现。

2. 现场处理

（1）如有出血、伤口，先止血、包扎伤口，然后固定。

（2）监测伤者意识、血压和脉搏。

（3）固定方法：伤者平躺，将健肢靠近伤肢。放衬垫于大腿、膝及脚踝间，将布条、腰带等用"8"字包扎法先绑紧脚踝部。再将1条宽布条从膝下穿过伤者双下肢，绑紧膝部，在健侧打结，结下需放衬垫。检查足部感觉、脚趾活动能力及足背动脉搏动（图5-6）。

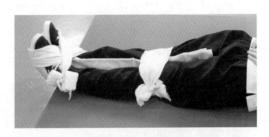

▲ 图5-6　骨盆骨折固定

3. 注意事项

（1）原则是先救命后治伤：实施骨折固定时，先要注意伤者的全身状况，如心搏骤停，要先做心肺复苏处理；如有大出血，要先止血包扎然后固定。

（2）急救固定目的是防止骨折端移动，刺出伤口的骨骼不应该送回。

（3）固定时动作要轻巧，固定要牢靠，松紧要适度。皮肤与夹板之间要垫适量的软物，尤其是夹板两端、骨突出处和空隙部位更要注意，以防局部受压引起坏死。

（4）夹板的长度要超过骨折断端的两侧关节（上肢、小腿骨折跨2个关节，大腿骨折跨3个关节）。

（5）若怀疑脊椎骨折、大腿或小腿骨折，应就地固定，切忌随便移动伤者。

（6）固定后应检查远端血供、手指（脚趾）感觉及活动能力，防止固定、填充物影响血流。

（七）下肢骨折

1. 典型表现　受伤部位疼痛、肿胀、畸形、活动功能受损、不能正常活动。

2. 现场处理

（1）如有出血、伤口，先止血、包扎伤口，然后固定。

（2）健肢固定法：伤者平躺，将健肢靠近伤肢，放衬垫于大腿、膝及脚踝间，将布条、腰带等用"8"字包扎法先绑紧脚踝部。再将3条宽布条从膝下穿过伤者双下肢，依次绑紧膝部、骨折上端、骨折下端，在健侧打结，结下需放衬垫。检查足部感觉、脚趾活动能力及足背动脉搏动（图5-7a、图5-7b）。

（3）夹板固定法：伤者平躺，在伤肢两侧放置夹板，可用长木棍、树枝等硬质材料充当夹板，放衬垫于伤肢关节与夹板之间，将布条、腰带等用"8"字包扎法先绑紧脚踝部。再用宽布条从膝下穿过伤肢，依次绑紧膝部、骨折上端、骨折下端（大腿骨折时腰部也需绑紧），在夹板外侧打结，结下需放衬垫。检查足部感觉、脚趾活动能力及足背动脉搏动（图5-7c、图5-7d）。

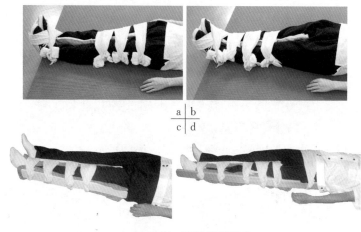

a	b
c	d

▲ **图5-7　下肢骨折固定**

四 软组织损伤

(一) 抽筋急救

抽筋是肌肉不自主地收缩和疼痛,常由于运动前热身不足、运动过度或肢体保持同一姿势时间过久所致。其他原因还可能有大量出汗、呕吐腹泻等,导致体液及电解质的丢失等。

1. 现场急救目的　放松肌肉,缓解疼痛。

2. 症状识别　①肌肉疼痛;②肌肉僵硬放松;③抽筋肌肉牵扯的关节不能活动自如。

3. 现场急救方法

(1) 安慰患者使其放松。

(2) 用伸展的方法使肌肉放松。

(3) 肌肉放松后可用推或揉的方法按摩。

(4) 按摩要轻柔,力度中等,不能使用拍打或叩击等刺激手法。

(5) 如果患者有脱水表现,应嘱其慢慢饮用清水或含电解质饮料。

4. 具体急救方法

(1) 脚趾抽筋:用手握住抽筋的脚趾,向足背方向推。抽紧的肌肉放松后,可按摩脚掌。

(2) 小腿抽筋:使患者膝部伸直,一手握住抽筋一侧的脚尖,慢慢朝膝盖方向推。也可轻轻按摩抽筋的小腿肌肉(图 5 - 8a)。

(3) 大腿抽筋:如果大腿后面的肌肉抽筋,抬高患者的腿,使膝关节伸直(图 5 - 8b)。若大腿前面肌肉抽筋,可屈曲膝部,同时按摩抽筋的大腿肌肉。

(4) 手指抽筋:伸直患者肘部,手掌朝外,慢慢向手背方向扳直手指。也可同时用手指按摩前臂抽筋的肌肉。

(5) 肋部抽筋:腹壁及肋部肌肉由于剧烈运动(如快速跑步),

肋部肌肉容易抽筋。引起的剧痛,症状类似于心绞痛。患者必须坐下休息,疼痛在数分钟内可缓解。

5. 注意　肋部抽筋疼痛容易和胸部其他疾病混淆,如果怀疑其他疾病,应到医院就诊。

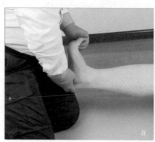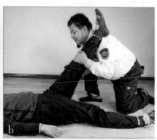

▲ 图5-8　抽筋急救处理

（二）软组织受伤急救流程

当发生暴力事件或急性运动伤害时,比如扭伤、挫伤、肌肉劳损疼痛等软组织损伤时,最好要马上处理。

1. 处理的原则　有4项,简称为 RICE 急救法或 RICE 原则,包括休息（rest）、冷敷（ice）、加压（compress）、抬高（elevate）,正确处理,能起到避免病情进一步加剧、加快康复的作用（图5-9）。

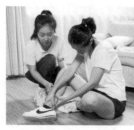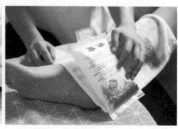

R:休息（rest）　　　　　I:冷敷（ice）

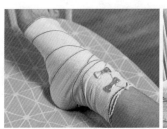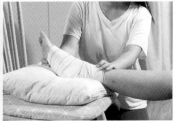

C:加压(compress)　　　　　E:抬高(elevate)

▲ 图5-9　急性软组织损伤处理流程

2. 现场急救方法(RICE 四步骤)

(1) R(rest,休息):受伤后马上让伤者以最舒适的姿势休息,稳定受伤部位。

(2) I(ice,冷敷):用冰袋、冷水湿毛巾冷敷。可使血管收缩,减少肿胀、疼痛及痉挛。注意冰袋最好用毛巾包裹后冷敷,如果伤势不严重,应继续每 2～4 小时冷敷一次,直至肿胀疼痛减退。

(3) C(compress,加压):用厚的软垫覆盖受伤部位,用绷带以轻柔平均的压力包扎伤处。注意包扎经伤处时要松些,保证伤肢血液循环畅通。观察露出脚趾或手指的颜色,若有疼痛、皮肤变色、麻痹、刺痛等症状,表示包得太紧,应解开重包。

(4) E(elevate,抬高):把伤处抬高至高于伤者心脏高度,可以减少肿胀及瘀伤。如果怀疑有骨折,应先将伤处用夹板固定后再抬高。伤势严重者应送医院检查处理。

3. 注意　冷敷时皮肤的感觉有四个阶段:冷→疼痛→灼热→麻木,当变成麻木时就可以结束冷敷。不要太早停止冷敷而转用热敷。伤后 2 日内每天使用冷敷至少 3～4 次,较严重伤害时建议在使用冷敷 3 日后且肿胀有明显消退时,才考虑使用热敷。

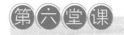

紧急症状

一 概述

　　紧急症状是指突发的,可能有急危重症藏匿其中,如不及时诊治可能危及生命的一类症状。院前急救中,高危人群及家属需要掌握急症所涉及的疾病谱,通过症状,能够相对准确地推断出可能的病因,并给予有效的、及早的治疗。目的是提高对急危重症的识别能力,及早给予有效干预,提高患者存活率。

　　本课内容,依次解析了头晕、头痛、胸闷胸痛、休克、气急、晕厥、昏迷、抽搐、腹痛、腰背疼痛、呕吐腹泻共 11 种紧急症状的紧急救治,每一症状分为概述、所涉疾病谱、症状识别、现场急救目的、现场急救方法等栏目,进行介绍。值得一提的是,任何院前急救,应当以准确、有效为前提,当判断确有急危重症可能,或症状不缓解,应及时呼叫"120"电话求救,并至急诊科就诊。

二 评估与急救

(一) 头晕

1. 分类　包括一般头晕和眩晕。

　　一般头晕时,并没有明确的旋转感,只是头昏眼花等的感觉,称为假性眩晕。可由躯体疾病或情感障碍引起,如感冒、血压异常(过低或过高)、贫血、疲劳、焦虑、睡眠不佳等。其持续时间较长,服用抗眩晕药物效果不好,而治疗原发疾病,或改变生活模式,或使用抗焦虑药物可使症状减轻。

眩晕是机体对位置和方向的主观体会错误,患者感觉外界或自身在沿着一定的方向旋转、移动或摇动。典型的感觉为:天旋地转、行走不稳、如坐轮船、向一边歪斜等,可能伴有恶心呕吐、听力障碍、视力障碍或神经系统异常(言语障碍、眼球上下震颤、意识改变等)。涉及原因可以是生理性的(如乘船、乘车、乘电梯或从高处快速落下时发生的一过性眩晕、恶心,脱离环境后可较快缓解),也可以是病理性的(如耳源性眩晕、急性中枢性疾病引起的眩晕以及其他原因如血压异常、心律不齐、严重感染等引起的眩晕)。

2. 现场急救目的　控制症状,初步判断病因。

3. 症状识别

(1) 首先应快速区分是一般头晕还是眩晕。两者主要区别是:眩晕往往伴有明确的旋转感,甚至有恶心呕吐、听力/视力障碍或其他的神经系统改变。

(2) 如确为眩晕,应尽快区分是耳源性眩晕还是引起眩晕的急性中枢性疾病。

(3) 耳源性眩晕的患者,类似症状可能反复出现,可伴有听力障碍、发作性的恶心呕吐,服用抗眩晕药物多可缓解,涉及疾病多为:外耳道耵聍、急性中耳炎、耳硬化症、耳迷路炎、耳迷路动脉供血不足、梅尼埃病、良性发作性位置性眩晕。

(4) 引起眩晕的急性中枢性疾病是真正的急病,症状可能是首次出现,多伴有眼球上下震颤,突发的言语障碍、运动或感觉缺损,甚至意识改变或意识丧失。需及时明确是否有:小脑或脑干出血/梗死,椎-基底动脉缺血、颅内炎症、肿瘤(听神经瘤、桥小脑角肿瘤)等。

4. 现场急救方法

(1) 扶患者躺平,如呕吐严重,头偏向一侧,避免吸入呕吐物造成窒息(图6-1)。

(2) 检查呼吸,测量血压和心率(如无血压计,可检查患者的

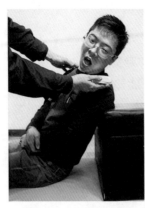

▲ 图6-1 侧头呕吐
避免窒息

脉搏）。

（3）检查患者是否有意识改变、言语障碍、眼球上下震颤、单侧肢体活动不利。

（4）可尝试服用以往治疗眩晕的药物（如倍他司汀等），如血压/心率严重异常，症状不缓解，或有中枢性疾病的症状［见上文中"3. 症状识别"］，请及时呼叫"120"电话求救。

5. 注意

（1）头晕可能是眼病、耳病、中枢神经系统疾病、情感障碍等多种病因引起的。

（2）不能排除中枢性疾病的患者请及时拨打"120"电话求救，并至急诊就诊。

（二）头痛

头痛是指头颅的血管因素（收缩、扩张、牵拉）、脑膜受刺激或牵拉、具有痛觉的脑神经（三叉神经、面神经、舌咽神经、迷走神经）和部分颈神经被刺激、头颈部肌肉紧张、五官和颈椎病变、内分泌紊乱或神经功能紊乱等，造成的额部、顶部、颞部、枕部或全颅的疼痛。可由感冒、精神紧张、过度疲劳等一般疾病引起，此时多没有特殊临床意义。但如反复发作，程度剧烈，症状持续，或伴有头痛以外的症状出现，则应警惕。

1. 现场急救目的　关注头痛程度及头痛部位，明确有无头痛以外的其他症状。

2. 症状识别

（1）涉及疾病谱较为广泛，可以是颅脑病变，也可以是颅外病变、神经症或全身疾病引起。

（2）根据发病情况判断

1）急性头痛伴有发热，多为感染性疾病所致。

2）急性头痛、持续不缓解，伴有意识障碍，但无发热，多为颅内血管急性病变所致。

3）慢性头痛、逐渐加重，出现呕吐、视力改变，应考虑颅内占位等病变。

4）长期反复发作性头痛、具有搏动性，多为血管性或神经症引起。

5）青壮年的慢性、反复的或与情绪有关的头痛，多为肌紧张性头痛。

3. 现场急救方法

（1）明确疼痛程度及部位。

（2）测量血压和心率，并识别有无头痛以外的其他症状（如发热、恶心呕吐、意识改变等）。

（3）慢性、反复发作性头痛，以休息为主。

（4）急性、剧烈头痛、伴有头痛以外其他症状的，请及时去急诊科就诊。

4. 注意　如出现意识改变、血压极度升高请及时拨打"120"电话求救，并至急诊科就诊。

（三）胸闷胸痛

本症主要为胸部疾病所致，如心血管疾病（心绞痛、心肌梗死、主动脉夹层、急性心脏瓣膜疾病、心包疾病等）、呼吸系统疾病（气胸、肺动脉栓塞、胸膜炎、急性气管-支气管炎、肺炎、肺/胸膜肿瘤）、胸壁疾病（胸部皮肤感染、带状疱疹、肋软骨炎、肋间神经炎以及外伤等造成的胸部损伤引起的疼痛）、纵隔疾病（纵隔炎、纵隔气肿、纵隔肿瘤、反流性食管炎、食管裂孔疝、食管癌）。此外，还有少量胸部以外疾病也可以引起胸痛，如胆绞痛、消化道溃疡、肝脓肿、膈下脓肿等。

1. 现场急救目的　初步判断病因，尝试缓解症状。

2. 症状识别

（1）发病年龄

1）青年:结核性胸膜炎、自发性气胸、心肌炎、心肌病、风湿性心瓣膜病。

2）＞40岁:急性心血管事件、肺癌。

（2）胸痛部位

1）胸部疾病:疼痛局限,局部有压痛;炎症性疾病可有红、肿、热、痛表现。

2）带状疱疹:水疱沿一侧肋间神经分布＋剧痛＋不越过体表中线。

3）非特异性肋软骨炎:1/2肋软骨、对称或非对称性、单个或多个肿胀隆起,局部皮肤颜色正常＋局部压痛＋咳嗽＋深呼吸或患侧上肢大幅度活动时疼痛加重。

4）食管/纵隔疾病:疼痛于胸骨后,进食/吞咽时加重。

5）肝胆疾病/膈下脓肿:疼痛多在右下胸部。

6）心绞痛/心肌梗死:心前区→胸骨后＋剑突下,伴有:①左肩→左臂内侧→环指＋小指;②颈部→左颈→咽→面颊部(误认为牙痛)。

7）急性心包炎:胸骨后、心前区→颈→左肩→左臂＋左肩胛骨,有时可达上腹部。

8）主动脉夹层:胸背部,向下放射至下腹、腰部、两侧腹股沟和下肢。

9）自发性气胸、胸膜炎、肺栓:患侧腋前线、腋中线附近,后两者也可放射至同侧肩部。

10）肺尖部肺癌:持续加重的肩部、腋下痛,向上肢内侧放射。

（3）胸痛性质

1）带状疱疹:刀割样、灼痛,难忍。

2）食管炎:烧灼痛。

3）心绞痛:绞榨痛＋窒息。

4）心梗:较心绞痛更剧＋濒死＋恐惧。

5）急性心包炎：锐痛＋压榨样，有时颇似心梗。

6）干性(纤维素性)胸膜炎：尖锐痛、钝痛、撕裂样。

7）肺癌：胸部闷痛(Pan co ast 癌：又称肺尖肿瘤综合征,烧灼痛,夜间尤甚。

8）主动脉夹层：突发胸背部疼痛,剧烈。

9）肺梗死：突然剧痛、绞痛,常伴呼吸困难与发绀。

（4）持续时间

1）平滑肌痉挛→血管狭窄→疼痛阵发。

2）炎症、肿瘤、栓塞、梗死→持续性。

3）心绞痛：短暂(1～5 分钟)。

4）心梗：长时间(＞30 分钟)。

（5）影响疼痛的因素(诱因、加重、缓解因素)

1）心绞痛：劳累、精神紧张,含服硝酸甘油等药物后 1～2 分钟缓解。

2）心梗：服硝酸甘油类药物对疼痛无效。

3）胸膜炎、心包炎：用力呼吸、咳嗽时加剧。

4）食管疾病：进食时发作或加剧,服用抗酸药物/促胃肠动力药物后缓解。

（6）伴随症状

1）伴有咳嗽、咳痰、发热：气管、支气管、肺部疾病。

2）伴有呼吸困难：肺大疱、自发性气胸、渗出性胸膜炎、肺栓塞,一般病变范围较大。

3）伴有咯血：肺栓塞、支气管扩张、肺肿瘤。

4）伴有面色苍白、大汗、血压下降、休克：心梗、主动脉夹层、主动脉瘤、大块肺栓塞。

5）伴有吞咽困难：常见于食管疾病。

3. 现场急救方法

（1）明确疼痛程度及部位：常见胸闷胸痛及相关疼痛部位见图 6-2,并估测疼痛程度。

（2）测量血压和心率，并识别有无胸闷胸痛以外的其他症状。

（3）如有典型的心绞痛/心肌梗死症状，可尝试舌下含服硝酸甘油片 1 片，并紧急呼救。

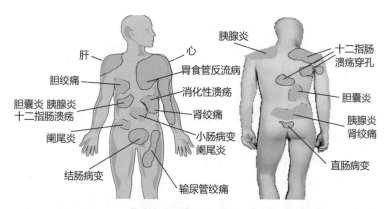

▲ 图 6-2　胸闷胸痛部位及其他部位疼痛相关疾病

4. 注意　胸闷、胸痛程度受个人敏感度影响较大，与病情严重程度不完全一致。如症状不缓解，及时拨打"120"电话求救。

（四）休克

休克是指各种原因引起的有效循环血容量不足和循环功能不全的一种急危重症，其核心是组织器官灌注不足，而治疗的核心是恢复组织灌注。其中，及时补充血容量，纠正原发病，制止失血是关键。

1. 引起休克的主要原因

（1）低血容量性休克：包括创伤、烧伤、失血。

（2）分布性休克：包括感染性、过敏性、神经源性休克。

（3）梗阻性休克：包括腔静脉梗阻、心脏压塞、张力性气胸、急性肺栓塞等引起心脏流出道梗阻。

（4）心源性休克：心脏泵衰竭（如心力衰竭、心肌梗死等）。

2. 现场急救目的　辨别休克状态，针对病因治疗，增加心脑血供,保护其功能,快速送院。

3. 症状识别　休克的初期,表现为人体自我代偿功能发挥作用,出现肾上腺素分泌增加,通过明显收缩皮肤、内脏血管,来保证心、脑血流量的正常。可以出现:

(1) 焦虑不安。

(2) 皮肤苍白,末梢循环不良(按压指甲 2 秒后放松,血液未能立即恢复充盈)。

(3) 皮肤湿冷。

(4) 呼吸、脉搏加快。

(5) 尿量减少。

(6) 如果患者没有得到及时治疗,将会进入休克中期,此时病情恶化,但仍处于可逆状态。除以上症状外,还可表现为:

1) 神志淡漠。

2) 恶心、呕吐。

3) 眩晕、乏力。

4) 皮肤湿冷加重、发绀,可出现花斑。

5) 呼吸浅速(频率快、呼吸弱)。

6) 脉搏细数(频率快、力量弱)。

7) 少尿(尿量<30 ml/h)甚至无尿。

8) 当桡动脉消失时,流失的血量可能已经达到总量的一半。

(7) 病情继续发展,将进入休克晚期(往往不可逆转),脑部出现供血供氧不足,可表现为:

1) 烦躁、谵妄或嗜睡、昏迷。

2) 叹气样呼吸。

3) 血压下降,脉搏微弱。

4) 严重者心搏骤停。

4. 现场急救方法

(1) 让患者取休克卧位(垫高头胸部 10°~20°,垫高下肢20°~30°)(图 6-3)。如有骨折,请注意保护骨折部位。

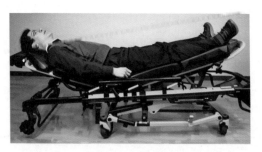

▲ 图6-3　休克卧位

（2）松解衣物，开放气道并侧头，防止呕吐物反流导致窒息。

（3）处理可能导致休克的病因，如出血等。

（4）注意给患者保暖，安慰病患，并减少不必要的移动。

（5）切勿给患者饮食，可用少量水湿润嘴唇。

（6）每5～10分钟检查呼吸、脉搏和意识，必要时进行心肺复苏。

（7）拨打"120"电话求助，紧急送院。

5. 注意

（1）休克的快速识别与检查

1）看：皮肤颜色/表情。

2）问：观察神志。

3）摸：脉搏强度，快慢，节律，皮肤温度及干湿情况。

4）听：心音并测量血压。

（2）如有血压计，可计算休克指数（脉搏÷收缩压）以评估病情严重程度：正常为0.5；1.0～1.5表明存在休克；＞2.0表明严重休克。

（五）气急

气急也可称为呼吸困难，是患者主观感觉空气不足或呼吸费力，客观上表现为呼吸运动用力。严重时可出现张口呼吸、鼻翼扇动、端坐呼吸及发绀、辅助呼吸肌参与呼吸运动，并伴有呼吸频率、深度和节律的异常。病因涉及肺源性呼吸困难、心源性呼吸困难、中毒性呼吸困难、神经精神性呼吸困难以及血液性呼吸困难等。

1. 现场急救目的　尝试缓解症状,吸氧安慰患者,如确有突发的器质性疾病引起的呼吸困难,请紧急呼叫"120"电话送院救治。

2. 症状识别

(1) 肺源性呼吸困难

1) 吸气性呼吸困难:吸气费力,重者有三凹征,如突然出现需考虑异物阻塞、喉痉挛、喉水肿;如年龄较大,逐渐出现,而且呈进行加重者,应考虑喉与气管恶性肿瘤。如突发伴发热,则考虑为喉炎、白喉等。

2) 呼气性呼吸困难:呼气费力,呼气时间明显延长而缓慢,听诊肺部常有干湿啰音,见于下呼吸道阻塞性疾病,如呼吸困难呈发作性,胸部听诊有弥漫哮鸣音,若使用支气管舒张剂有效,则提示为哮喘。

3) 混合性呼吸困难:吸气、呼气都困难,主要见于广泛肺实质或肺间质病变,以及严重胸廓、膈肌、胸膜与神经-肌肉疾病。呼气相更明显,胸廓外形如桶状,肺泡呼吸音减弱、呼气时间延长,提示慢阻肺。

(2) 心源性呼吸困难

1) 左心衰:呼吸困难于活动时出现加重,休息时减轻或缓解;仰卧位时加重,坐位减轻。病情较重者常有强迫坐位或端坐呼吸。急性发作多在夜间熟睡中发生,称夜间阵发性呼吸困难(睡眠时迷走神经兴奋性增高,可导致心功能降低+小支气管收缩+仰卧位肺活量减少、静脉回心血量增多+夜间呼吸中枢敏感性降低,严重时才唤醒呼吸中枢)。

2) 右心衰:半坐位。

(3) 中毒性呼吸困难:酸中毒→深大呼吸,有异味(氨味或烂苹果味)。急性发热,呼吸快速。

(4) 神经精神性呼吸困难

1) 因颅脑疾病所致的→呼吸变深变慢,常伴有鼾声和严重呼吸节律异常。

2）癔症：呼吸困难发作常表浅、频数，60～100次/分，常因过度通气而出现口周、肢体麻木和手足搐搦等呼吸性碱中毒表现。

3）神经症：常有胸部压抑感，气短，但仔细观察并无呼吸困难客观表现，偶尔在一次深长吸气之后伴叹息样呼气，叹息之后自觉轻松舒适。

（5）血液性呼吸困难：呼吸表浅、急促、心率增快。

3. 现场急救方法

（1）安慰患者。

（2）测量血压和心率，并识别有无呼吸困难以外的其他症状。

（3）骤然发生的呼吸困难，务必警惕，及时呼叫"120"电话送急诊救治。

4. 注意鉴别神经精神性呼吸困难和器质性呼吸困难，后者需高度警惕，如症状不缓解，及时呼叫"120"电话送院急救。

（六）晕厥

晕厥是一种临床综合征，由一段时间内脑营养性供血不足导致的短暂性意识丧失，最常由体循环血压突然下降导致的。其潜在的机制是大脑皮质广泛灌注不足或网状内皮激活系统局部灌注不足。理论上讲晕厥属于自限性疾病，无需复苏即可恢复到基线神经功能，真性晕厥的持续时间通常不超过1～2分钟。

1. 现场急救目的　减少外周血液循环容量，恢复脑部血供。

2. 症状识别

（1）发病前，应当警惕胸痛、胸闷、心悸、呼吸急促、视物模糊、抽搐、恶心呕吐、皮肤湿冷等症状。

（2）发病时，应当警惕突然跌倒、意识不清、呼之不应等症状，通常数秒或数分钟后会自行苏醒。

（3）发病后，患者可能会出现意识模糊、乏力、感觉湿冷、恶心呕吐、损伤、心悸、呼吸急促、胸痛、大小便失禁等症状。

（4）目击者应当描述患者跌倒的方式、意识丧失的时间、有无癫痫发作、皮肤是否湿冷,若能提供视频则更有帮助。

(5)晕厥与昏迷不同:晕厥意识丧失短暂,恢复迅速;而昏迷病因多、病程长、意识丧失时间长。

3. 现场急救方法

(1)协助患者躺在地上、椅子上或担架上,避免创伤性损伤。

(2)仰卧放置患者,双腿尽可能抬高以增加心脏的静脉回流血液,从而恢复足够的脑灌注(图6-4)。

(3)评估生命体征,即脉搏和呼吸迹象,以区分心搏骤停和晕厥。

(4)观察其他可能有助于确定病因的体征,如苍白、出汗和癫痫发作活动等。

(5)按需寻求额外援助,尝试唤醒患者。

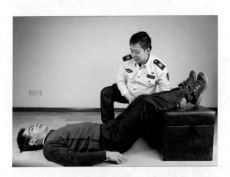

▲ 图6-4　仰卧放置患者,双腿尽可能抬高

4. 注意

(1)若短期内患者仍未恢复清醒,应检查呼吸和脉搏,将患者放置成复原卧位。

(2)如果患者心跳呼吸停止,应立即进行心肺复苏,并拨打"120"电话求救。

(七)昏迷

昏迷指的是完全意识丧失、对外界刺激无任何反应的一种状态。它是一种长时间无意识状态,但患者还有呼吸和心跳,由多种原因引起的,包括脑卒中、脑外伤、脑肿瘤、急性中毒、中暑、感染或基础疾病(肝性脑病、肺性脑病、代谢异常)。昏迷是医学上的急症,需要紧急快速评估患者的气道、呼吸、循环情况。

1. 现场急救目的　保持气道通畅,避免误吸。

2. 症状识别

(1)患者无法被唤醒和无自主睁眼活动。

(2)大蒜味气体见于急性有机磷农药中毒,烂苹果味见于糖尿病酮症酸中毒,酒精味见于酒精中毒。

(3)若昏迷突然发生的,则多见于脑出血、癫痫发作、创伤或中毒。

(4)精神状态逐步恶化提示感染性疾病、代谢性疾病、颅内占位性疾病。

(5)若昏迷是波动性的,则需考虑复发性癫痫发作、硬膜下血肿、代谢性脑病。

3. 现场急救方法

(1)所有的昏迷患者都应该送医院进一步诊治,故应尽早拨打"120"电话送院转诊。

(2)保持气道通畅,及时清理气道分泌物(图6-5)。转成侧卧体位,防止消化道食物反流导致的误吸。

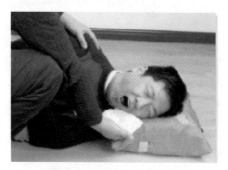

▲ 图6-5　侧卧位,清理口鼻异物

（3）密切关注呼吸和动脉搏动情况，若无大动脉搏动和/或呼吸，应就地进行心肺复苏，尽早取得 AED 除颤。

4. 注意

（1）昏迷患者不建议往嘴巴喂食物或者药物，以避免异物误入气道，导致气道梗阻。

（2）昏迷患者请不要先掐人中，尽早明确病因才是关键。

（八）抽搐

抽搐指的是全身或局部骨骼肌非自主抽动或强烈收缩，由大脑皮质神经元网络超同步化放电所致的突发行为改变，常伴有关节运动和强直。抽搐可分为局限性和全面性两类。局限性抽搐以身体某一局部连续性肌肉收缩，发作时可伴或不伴意识障碍；全面性癫痫以全身骨骼肌阵挛为主要表现，多伴有意识障碍。目击者对现场抽搐的描述极其重要。

1. 现场急救目的　保持气道通畅，预防误吸。避免癫痫发作时的二次伤害。

2. 症状识别

（1）突然发作：典型抽搐发作没有任何先兆。

（2）持续短暂：抽搐发作时间一般不超过 2 分钟。

（3）意识改变：除部分轻微局限性癫痫和失神发作外，抽搐多伴有意识状态改变。

（4）无目的性：无方向性强直-阵挛性发作。

（5）不能被唤醒及抽搐发作后意识状态改变。

3. 现场急救方法

（1）拨打"120"电话求助，移开可能危及患者的物体，保护患者，避免受伤（图 6-6）。

（2）让患者侧躺，用柔软的物体垫在患者的头部（图 6-7）。

（3）疏散人群，保持空气流通。

（4）记录抽搐发作持续的时间（图 6-8）。

（5）一旦癫痫终止发作，立即检查呼吸、心跳及外伤情况。

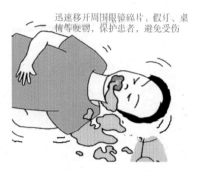

迅速移开周围眼镜碎片、假牙、桌椅等硬物，保护患者，避免受伤

▲ 图6-6　保护患者

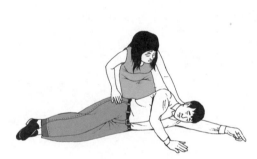

▲ 图6-7　让患者保持侧卧位

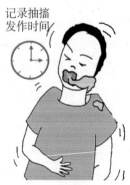

记录抽搐发作时间

▲ 图6-8　记录抽搐发作时间

（6）切勿给患者喂食，也不应给患者喂服抗癫痫药。

4. 注意

（1）癫痫发作时不要尝试唤醒患者，不要强行固定患者体位，避免造成二次伤害。

（2）癫痫发作时请不要掐人中，切忌往嘴巴塞尖锐物。

（九）腹痛

腹痛是临床上常见的症状，腹痛的病因众多，发病机制复杂，既包括内科疾病，也包括外科疾病；既包括腹内的疾病，也包括腹外的疾病。腹痛的性质可分为炎症性、穿孔性、梗阻性、出血性、损伤性腹痛等。因此,腹痛诊断有一定困难,急救医生应当区分凶险性腹痛与非凶险性腹痛。

1. 现场急救目的　识别致命性腹痛,明确诊断,缓解腹痛。

2. 症状识别

(1)腹痛的识别:应当包括疼痛的部位、疼痛的性质、疼痛的持续时间、有无诱发和缓解因素、有无伴随症状。

(2)腹痛伴发热,大多提示炎症疾病,见于急性胃肠炎、肝脓肿、胆道感染、阑尾炎等疾病。

(3)腹痛伴黄疸,大多与胆道和胰腺疾病相关,溶血性疾病也会出现。

(4)腹痛伴低血压,见于重症感染、腹腔脏器出血、肠梗阻、消化道穿孔。此外,还得警惕急性心肌梗死和大叶性肺炎等疾病。

(5)腹痛伴血尿,多见于泌尿系结石或尿路感染等疾病。

(6)腹痛伴呕吐、反酸,多见于胃肠道疾病,如消化性溃疡、肠梗阻、反流性食管炎等疾病。

(7)腹痛伴腹泻,多见于急性胃肠炎、消化道肿瘤或溃疡等疾病。

3. 现场急救方法

(1)对于致命性的腹痛,应当嘱患者就地安静平躺,拨打"120"电话,等待救援(图6-9)。

(2)对于腹痛疼痛剧烈者,也应当第一时间送医院救治。尽量不要在院前做过多的处置,酌情给予解痉、热敷,在诊断未明确前,切忌使用强效止痛药(图6-10)。

(3)对于女性经期疼痛和一般性腹痛,可协助患者俯卧位或双腿屈曲侧卧位,使用热水袋或热毛巾热敷于腹部(图6-11)。

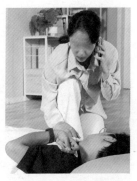

▲ 图6-9　电话呼叫"120"

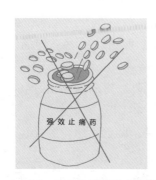

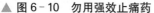

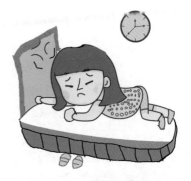

▲ 图6-10　勿用强效止痛药　　▲ 图6-11　经期女性热敷腹部

4. 注意

（1）急性腹痛患者不要随意使用止痛药，避免使用止痛药后掩盖病情，增加诊断的难度。

（2）不明原因的腹痛，不要尝试用热敷能解决一切问题，应当及时送医救治。

（十）腰背疼痛

腰背疼痛是临床上常见的症状，绝大多数腰背痛以非特异性痛为主。大多数患者可自行缓解，有一部分患者会转化为亚急性和慢性腰背痛，多见于腰背部长期负重导致的职业病。腰背疼痛的病因及发病机制复杂，邻近器官的病变也可引起腰背部疼痛。

1. 现场急救目的　短期缓解症状，改善脏器功能。

2. 症状识别

（1）腰背痛伴畸形，多见于先天性脊柱畸形、外伤、脊柱结核、强直性脊柱炎。

（2）腰背痛呈撕裂样痛，要警惕动脉夹层情况。

（3）腰背痛伴活动受限，多见于扭伤、脊柱外伤及强直性脊柱炎。

（4）腰背痛伴血尿，多见于尿路感染、泌尿系结石、泌尿系肿瘤及结核。

（5）腰背痛伴发热，低热多见于脊柱结核、类风湿关节炎；中高热多见于脊柱脓肿、脊柱肿瘤。

3. 现场急救方法

（1）对于腰背部撕裂样疼痛，应立即拨打"120"电话求助，等待救援。等待过程中避免情绪激动，避免用力咳嗽。

（2）对于非致命性腰背部，可优先采取非药物治疗，比如热敷、按摩、理疗等措施。

（3）非药物治疗无效的腰背痛患者，可口服止痛药或局部使用止痛贴。

4. 注意

（1）建议所有腰背痛患者保持活动，不建议卧床休息。

（2）对无法活动的患者，建议早期进行物理治疗。

（十一）呕吐腹泻

呕吐是临床上常见的症状，指的是胃强烈收缩迫使胃部或部分小肠内容物经过食管、口腔排出体外。腹泻指的是患者经过肛门排出稀便或水样便，一般 24 小时至少排便 3 次。呕吐和腹泻的发病机制复杂，可由多种原因所致。

1. 现场急救目的　预防严重的容量丢失导致休克，预防水电解质紊乱，补充能量。

2. 症状识别

（1）急性起病，病程较短，多由食物中毒或急性胃肠炎所致。

（2）慢性呕吐伴腹泻，多见于消化吸收不良、慢性感染、非特异性炎症、消化道肿瘤。

（3）呕吐物一般以胃和十二指肠疾病为主，部分可见小肠疾病。

（4）腹泻区分部位，来源于小肠的腹泻以水样泄为主，伴阵发性腹部绞痛；来源于大肠的腹泻表现为频繁地排便，量少，排便时常伴腹痛。

3. 现场急救方法

（1）保持容量守恒原则，应当补充机体丢失的液体，可口服补液盐。

（2）对于重度脱水伴休克患者，让患者取仰卧位，在患者头部垫高 10°～20°，下肢垫高 20°～30°。注意保暖，快速转诊做静脉补液治疗（图 6－12）。

（3）不主张对急性呕吐伴腹泻患者使用抗生素，除非有发热伴腹泻次数超过 6 次/天。

（4）对症支持治疗：止吐、止泄、益生菌调节肠道菌群。

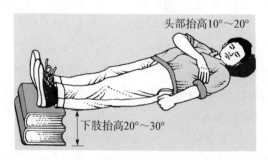

▲ 图 6－12　头部抬高 10°～20°，下肢抬高 20°～30°

4. 注意

（1）呕吐伴腹泻患者以清淡饮食为主，建议不要进食高脂食物。

（2）对于长期呕吐伴腹泻的患者，药物治疗也不见效的情况，请及时就医。

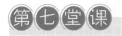

第七堂课

常见急病

 心脏病发作(心绞痛、心肌梗死、心律失常) ....

心脏能够正常运作,有赖于为心肌供应血液的冠状动脉和正常的心电传导系统。如果冠状动脉变狭窄或出现栓塞(冠心病),便会出现心绞痛或急性心肌梗死。如果情况严重,可能导致心脏停止跳动。

(一)心绞痛

当冠状动脉变得狭窄,心肌就不能获得足够的含氧血液,便会引起心绞痛。心绞痛通常是在寒冷、饱餐、剧烈运动或情绪激动时发作。患者得到休息,而心脏本身血液需求量减少时,心绞痛便会缓解或消失。

1. 现场急救目的　减轻心脏负担,防止缺血加重。

2. 症状识别

(1) 胸前可有刀割样疼痛,压迫感或窒息感(图7-1),可伴有出汗、乏力、头昏等。

(2) 胸骨后部沉重闷胀性疼痛。可传导至左侧的下颌、颈、肩、上臂前内侧或手,甚至到达无名指和小指。

(3) 喉部有哽塞的感觉,呼吸短促。

(4) 发作时间1~15分钟,多数停止运动或休息可以缓解。

(5) 剧烈运动时,身体突然显得非常虚弱。

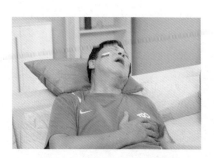

▲ 图 7‑1　胸痛如压迫或窒息感

3. 现场急救方法

（1）保持情绪平静稳定。

（2）立即限制活动并休息，降低心肌耗氧量。

（3）保持空气流通，可以适当吸氧。

（4）协助患者服用随身携带的抗心绞痛药物。

（5）如症状持续、加剧或短时间内反复发作，应立即拨打"120"电话呼救。

（二）心肌梗死

心肌梗死的常见原因是冠状动脉突然堵塞，心脏的血液供应减少导致心肌持续缺血、缺氧，心肌细胞死亡。可能造成的严重后果包括心室颤动、心力衰竭、休克及心搏骤停等。这些后果与心肌受损程度有关，但也有些患者可以恢复。常见的诱因有过劳、激动、寒冷、暴饮暴食、便秘。

1. 现场急救目的　减轻心脏负荷，增加冠脉血量，紧急呼救。

2. 症状识别

（1）心绞痛持续时间较长，常超过 30 分钟，休息和服药后不能缓解。

（2）恶心、出冷汗、胸口压榨感，类似于严重消化不良所产生的腹部症状。

（3）突然晕眩或昏厥。

（4）伴烦躁不安、恐惧或濒死感。

（5）呼吸困难。

（6）嘴唇发绀，脸色转灰白，表情呆滞。

（7）脉搏加速，渐转微弱。

（8）休克或意识不清。

3. 现场急救方法

（1）将患者放成半坐卧姿势，抬高上半身，屈起膝部（图7-2）。

（2）停止活动，松解紧身的衣物，可以适当吸氧。

（3）安慰患者，保持情绪稳定，注意保暖。

（4）紧急拨打"120"电话呼救，说明患者可能是心脏病发作。

（5）心跳呼吸停止时立即进行心肺复苏。

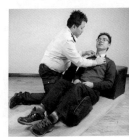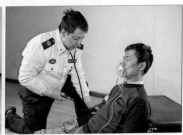

▲ 图7-2　胸痛急救体位

（三）心律失常

心律失常就是大家常说的心律不齐，是指心脏跳动的过快、过慢或者心跳的节奏不规律。常见的心律失常：早搏、房性心动过速（房扑、房颤）、室上性心动过速、室性心动过速（室扑、室颤）等，有的心律失常是不需要治疗的，但是严重的心律失常可能会致命。

1. 现场急救目的　保证重要脏器血供，紧急呼救。

2. 症状识别

（1）早期可有心慌、出汗、乏力、憋气等不适。

（2）如影响循环会引起视力模糊、头晕、黑蒙、晕厥、腹胀、尿频、胸闷、气促、呼吸困难等。

3. 现场急救方法

（1）将患者限制活动、休息。

（2）保持空气流畅，可以适当吸氧。

（3）询问病史，有条件可行心电图检查。

（4）紧急拨打"120"电话呼救，说明患者可能是心律失常。

（5）心跳呼吸停止时，立即进行心肺复苏。

4. 注意　如果发生急性心力衰竭。其病症与哮喘病发相似，包括呼吸困难、咳嗽痰多、有时痰中有粉红色泡沫。处理方法与心肌梗死相同。

 卒中

卒中，又称中风，是由于脑部血管闭塞或破裂造成脑细胞损害引起相应的症状。卒中的危险因素包括脑动脉硬化、高血压、先天脑血管畸形或血栓阻塞。卒中的患者需要及时治疗，可以完全康复或减轻后遗症，否则可能造成肢体瘫痪，严重者会导致死亡。

1. 现场急救目的　保持气道畅通，紧急送院。

2. 症状识别

（1）突然严重头痛或晕眩。

（2）烦躁或意识障碍，甚至意识丧失。

（3）口角歪斜，眼球转动不灵活或斜视（图7-3a）。

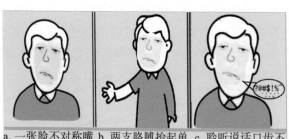

a. 一张脸不对称嘴　b. 两支胳膊抬起单　c. 聆听说话口齿不
巴歪，简称"1"　　侧无力，简称"2"　清，简称"0"

▲ 图7-3　中风症状"120"

（4）肢体一侧或双侧麻木或无力甚至瘫痪，伴有感觉障碍（图7-3b）。

（5）说话含糊不清、流涎（图7-3c）。

（6）症状严重者呕吐不止，呼吸呈叹息样或鼾样。

（7）可能出现双眼瞳孔大小不一，大小便失禁。

3. 现场急救方法

（1）安慰患者，尽量不要移动患者头部和上身。

（2）如需移动，应由一人托住头部，与身体保持水平位置，并保持平稳。

（3）如果患者清醒，应取复原卧位，稍垫高头肩部，让呕吐物或分泌物流出，并保持气道通畅（图7-4）。

（4）如果患者意识丧失，应立即检查呼吸、脉搏，并将其置于复原卧位。必要时进行心肺复苏。

（5）拨打"120"电话求助，紧急送院治疗。

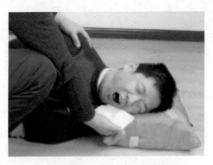

▲ 图7-4　侧卧清除呕吐物

4. 注意

（1）禁止给患者进食，避免引起呛咳误吸。

（2）注意检查患者摔倒时有无外伤，进行简单处理，注意搬运，避免出现二次损伤。

哮喘 ....

哮喘发作时,由于支气管的肌肉痉挛收缩,加上气管内壁发炎及肿胀,气道会收缩变窄,导致呼吸困难,严重时患者可因窒息而死亡。哮喘通常季节变化时、吸入某种过敏原或刺激性气体时发作。症状可以自行缓解或治疗后缓解,但容易反复发作。

1. 现场急救目的 坐位呼吸,吸氧,喷雾吸入。

2. 症状识别

(1) 呼吸困难,说话困难。

(2) 呼气时有哮鸣音。

(3) 咳嗽频繁,咳痰困难。

(4) 病情严重时,呼吸可能停止。

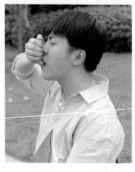

▲ 图 7-5　哮喘喷雾急救

3. 现场急救方法

(1) 取坐位或半坐位,消除紧张情绪。

(2) 协助患者取用喷雾吸入器(图 7-5),可能的话给予吸氧。

(3) 患者的呼吸困难症状通常会在 10 分钟内缓解。如无缓解,应拨打"120"电话求救。途中记录药物的使用次数。

(4) 如果患者呼吸停止或意识丧失,应保持气道通畅,并随时准备进行心肺复苏。

4. 注意

(1) 了解诱发哮喘发作的诱因,避免接触过敏原。

(2) 室内通风,空气新鲜,避免室内有煤油、烟雾、油漆等刺激性气体。

(3) 平时注意学习哮喘喷雾剂的正确使用方法,以备急用。

四 癫痫

癫痫是多种原因导致的大脑神经元突然高度同步化异常放电所导致的临床综合征。由于异常放电的神经元的位置不同及异常放电波及范围差异,导致患者发作形式不一,可表现为感觉、意识、精神、行为、自主神经功能障碍或兼有之。临床表现特点:发作性、短暂性、重复性、刻板性。

1. 现场急救目的 减少因抽搐造成的二次损伤,防止窒息,观察陪伴。

2. 癫痫大发作症状识别

(1) 可能大声喊叫,突然晕厥倒地。

(2) 四肢僵硬,面部和颈部充血,口唇发绀。

(3) 口吐白沫并可能会咬伤舌头,大小便失禁。

(4) 严重发作时可出现屏息甚至呼吸暂停。

(5) 数分钟后自动终止,自觉疲倦、嗜睡或眩晕、精神混乱。

(6) 清醒后会遗忘近事,会感到茫然,行为怪异。

3. 现场急救方法

(1) 保护患者使其慢慢躺下,注意保护头部。

(2) 使患者侧卧,清理口鼻异物,保证呼吸通畅,避免向口内塞任何物品(图7-6),帮助患者记录发作时间。

(3) 待抽搐停止后,识别是否需要心肺复苏,不需要则让患者保持复原卧位。

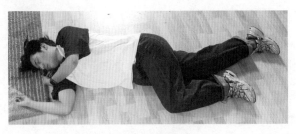

▲ 图7-6 复原卧位

(4) 拨打"120"电话,陪伴患者至完全清醒或医护人员到场为止。

4. 注意　以下情况请拨打"120"电话急救。

(1) 发作时间超过5分钟。

(2) 停止抽搐5分钟后,患者仍未清醒。

(3) 发作后紧接着再次发作。

(4) 全身抽搐结束后患者有呼吸困难。

(5) 已经受伤。

(6) 患者心跳呼吸停止。

五　过度换气综合征

过度换气综合征也叫呼吸性碱中毒综合征、呼吸神经综合征,是一组由焦虑或者应激等因素诱发的,以呼吸急促、呼吸困难为主要表现的综合征。

1. 现场急救目的　防止再次受伤,鉴别其他原因引起的呼吸困难等不适。

2. 症状识别

(1) 通常是因情绪激动或精神压力所引起。

(2) 可能希望引人注意,旁观者众多时症状会加重。

(3) 失去自我控制情绪的能力。

(4) 疯狂地谩骂、尖叫、嚎哭、撕扯衣服头发甚至伤害自己。

(5) 呼吸急促,四肢痉挛或震颤,肢体无力,鸡爪手。

3. 现场急救方法

(1) 心理干预,使患者情绪放松。

(2) 安静地陪伴患者,嘱其平静缓慢腹式呼吸(图7-7),直至恢复正常。

(3) 换气过度而四肢抽搐者,可用纸袋罩住口鼻(图7-8),让患者吸入自己呼出来的空气(主要是二氧化碳),可使病情好转。

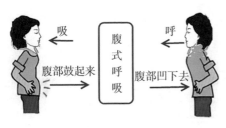

▲ 图7-7　腹式呼吸

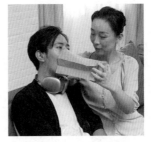

▲ 图7-8　纸袋呼吸

4. 注意　过度换气综合征容易与气胸、哮喘、心衰、癫痫等器质性疾病相混淆。所以既往有心肺基础疾病的患者禁止使用纸袋呼吸法，避免延误、加重病情。

六　过敏性休克

过敏性休克是一种迅速起病并可能致死的严重变态反应或超敏反应，病情进展迅速，随时可出现喉头水肿导致窒息、呼吸衰竭而死亡。此病多发生于易过敏体质患者中，平素多有过敏性鼻炎、哮喘、荨麻疹等，最常见的原因是食物、药物及昆虫叮咬引起。

1. 现场急救目的　停止接触过敏原；保护气道，吸氧；取休克体位，保持器官灌注；呼叫"120"紧急救治。

2. 症状识别

（1）凸起的皮肤红斑伴瘙痒。

（2）双眼肿胀或瘙痒。

（3）流鼻涕或舌肿胀。

（4）呼吸困难、哮鸣或声音改变。

（5）呕吐或腹泻。

（6）头晕或昏倒。

3. 现场急救方法

（1）停止接触或食用可能引起过敏的物质。

（2）平卧、保暖，抬高下肢，立即拨打"120"电话求救（图7-9）。

（3）如果发现呼吸困难，意识丧失，立即行人工呼吸、胸外按压。

4. 注意

（1）有严重过敏反应发作病史及过敏史、严重哮喘患者，是可能出现过敏性休克的高危人群，要做好个人预防，了解早期症状。

（2）严重过敏史者可随身携带过敏标识卡或者常备急救药物。

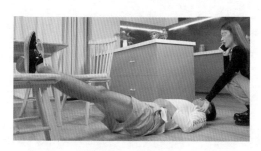

▲ 图7-9 休克体位

七 小儿高热惊厥

惊厥是指脑内出现异常电活动波，可使小儿昏倒或者出现奇怪的动作或行为。高热惊厥又称热性惊厥，是小儿最常见的惊厥之一，绝大多数预后良好。常发生在疾病初期体温骤然升高时，持续的时间一般较为短暂，发作后意识恢复也较快。6个月至5岁的孩子多发，一般到6岁后大脑发育完善而惊厥缓解。据统计，3%～4%的儿童至少有过一次热性惊厥。发病危险因素包括感染、近期免疫接种和有热性惊厥家族史。

1. 现场急救目的　保护气道，避免二次损伤。

2. 症状识别

（1）体温升高，多高于39℃。

（2）发病期间患儿通常会昏倒，并出现手臂、腿部或面部抽动。

（3）大多数热性惊厥持续不足 5 分钟，惊厥后患儿可能出现短时间的意识模糊或困倦。

（4）某些热性惊厥会持续 15 分钟以上，较长时间惊厥后，患儿可出现短期手臂或腿部无力。

3. 现场急救方法

（1）使患儿侧卧，解开衣扣，保持呼吸畅通，头偏向一侧，避免呕吐物窒息（图 7 - 10）。

（2）不要尝试捆绑阻止抽动，避免抽搐时摔伤。

（3）抽搐停止后，除去患儿身上衣物及被褥，用毛巾蘸湿温水（30～32℃）从头到脚拭擦患儿全身。或者用冰袋置于两侧腋下降温（图 7 - 11）。

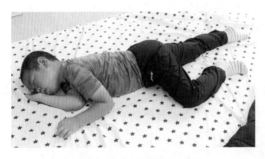

▲ 图 7 - 10　侧卧防止窒息

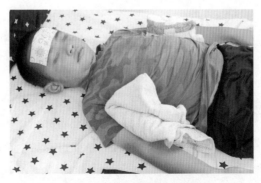

▲ 图 7 - 11　冰袋腋下冷敷降温

（4）记录惊厥持续时间，如果持续 5 分钟以上，应拨打"120"电话呼救。

4. 注意

（1）为避免患儿气道异物阻塞或窒息，应用毛巾或手绢及时把患儿口腔内的食物和分泌物等清理干净，并放置复原卧位。

（2）当患儿牙关紧闭时切勿撬开牙关、按压或摇晃患儿，减少搬动，减少不必要刺激。

八 低血糖

当体内血糖低于正常水平时，脑部功能会迅速受到影响，出现低血糖的相关表现。有时过度饥饿、酗酒、体温过低、剧烈运动而没有适当糖分补充，都可能导致低血糖的发生。患糖尿病者并且药物控制出现异常时尤其容易发生低血糖。

1. 现场急救目的　提升血糖，及时呼救。

2. 症状识别

（1）有糖尿病史。如患者身上带有病历卡、糖尿病药物或胰岛素注射器等，都表示其患有糖尿病。

（2）自觉乏力、饥饿感。

（3）面色苍白、心悸、肌肉震颤、出冷汗。

（4）神志混乱或有行为异常，反应减慢，甚至意识不清。

3. 现场急救方法

（1）如患者清醒，可协助其坐下或躺下，给予含糖饮料或糖块（图 7 - 12）。

（2）如果情况好转，可再让其多食用含糖食品，待情况稳定后就医。

（3）把意识不清的患者置于复原卧位，保持患者气道通畅。注意应禁止饮食防止食物误吸入气道。

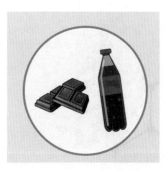

▲ 图 7 - 12　给予含糖食品

（4）如仍持续意识不清，立即拨打"120"电话求救。

4. 注意

（1）低血糖症状缓解后仍建议至医院就医，检查低血糖原因，避免再次出现类似情况。

（2）除低血糖外，需考虑其他原因引起的意识不清，及时告知医生。

九　紧急分娩

紧急分娩又称急产，急产分娩主要是指产妇在产道无阻力的情况下，出现宫口迅速全开，且在短时间内结束分娩的一种分娩情况。急产分娩的总产程一般在 3 小时以内，多见于经产妇。引发该现象的原因相对较多，主要包括早产、胎儿过小、双胎、胎盘异常、胎位不正，产妇患有甲亢、贫血、高血压等疾病或者在接近临产时存在过度劳累，运动量过大或者乘坐车船等情况。急产分娩容易引起胎儿受伤、脑出血，胎儿缺氧、失温、脐带感染以及乙型链球菌感染等情况。

1. 现场急救目的　保障胎儿安全，预防感染。

2. 症状识别

（1）多见于经产妇，既往有急产史。

（2）突然腰腹部坠痛，短时间内有排便感。

（3）短时间内出现下腹疼痛，间隔时间极短。

（4）破水、出血，出现排便感。

（5）阴道口可见胎头露出。

3. 现场急救方法

（1）分散围观人员，安抚产妇，保持镇静，不要屏气，拨打"120"电话呼救。

（2）平卧，垫高臀部，使其呈头低足高位，减少羊水流出及预防脐带脱垂。

（3）婴儿头部露出时，双手托住头部，不要硬拉，娩出时避免滑落至地下,做好婴儿保暖。

（4）胎儿如已娩出,不要牵拉胎盘（胎盘一般会自主娩出）,不要把脐带剪掉,可将脐带对折再用橡皮筋绑住。

（5）宝宝出生后没有啼哭,应迅速清除其口腔内的羊水及分泌物;若宝宝没有呼吸,立即进行口对口人工呼吸。

4. 注意

（1）胎儿娩出后产妇 24 小时内出血超过 500 毫升称为产后大出血。当大出血等待救援的同时可予按摩子宫,协助哺乳,促进子宫收缩,减少出血,同时注意保暖。

（2）脐带脱垂是分娩过程中严重的并发症,可直接威胁胎儿生命。现场迅速让产妇平卧,臀部垫高,如有脐带脱垂,不可将脐带塞回产道,可用浸润生理盐水的纱布包裹住脐带,等待救援。

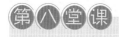

急性中毒

 概述

某种物质进入人体后,损害器官和组织,引起功能性或器质性病变,称为中毒。能引起中毒的外来物质称为毒物。若毒物的毒性较剧或大量毒物短时间内经皮肤、黏膜、呼吸道、消化道等途径进入人体,致使机体受损并发生功能障碍,迅速引起症状甚至危及生命,称之为急性中毒。

1. 中毒途径(图 8 - 1)

(1) 口服:毒物经由口腔进入体内,胃和小肠是毒物吸收的主要部位,农药、毒蕈、酒精、河豚鱼、有毒药物等经消化道吸收。

(2) 吸入:气体、烟雾和气溶胶等物质大多经呼吸道进入人体,如一氧化碳、硫化氢、有机溶剂、汽车尾气、工业气体等。这是毒物进入人体最方便、最迅速,也是毒性作用发挥最快的一种途径。

(3) 皮肤黏膜:正常的皮肤有一层脂质层保护,水溶性毒物难以侵入,但脂溶性毒物如有机磷农药、苯类可穿透皮肤的脂质层被人体吸收;腐蚀性毒物,如强酸、强碱,造成皮肤直接损伤;在环境高温、高湿、皮肤多汗等情况下,皮肤脂质层的保护有所削弱。皮肤有破损也是造成毒物入侵的原因之一。此外,离子状态的水银也可通过皮肤黏膜吸收。

(4) 注射或咬伤:毒品注射、动物咬伤、昆虫蜇刺、毒鱼或水母

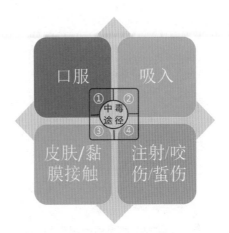

▲ 图 8-1　中毒途径

蜇刺后,毒物经过淋巴道、血液循环系统进入体内(详见第十一堂课"动物伤害"部分)。

2. 中毒的表现　毒物进入体内有各种不同的症状出现,主要表现为呕吐、腹痛、腹泻、呼吸困难、抽搐、意识障碍、休克、皮肤黏膜损害等表现。日常生活中常见的毒物中毒都有一些特殊表现,将在下文中列举。

3. 中毒的一般救护原则(图 8-2)

(1) 急救人员必须先确认自身安全,做好防护才能施救。

(2) 切断毒源,减少毒物吸收。

1) 移除受污染衣物。

2) 清洗体表毒物。

3) 口服毒物可催吐(强酸碱除外、抽搐、昏迷、休克患者除外)。

4) 迅速撤离危险环境。

5) 阻止毒物扩散。

(3) 开放气道,检查意识、呼吸、循环。意识障碍者置于复原卧位。

（4）收集中毒资料

1）毒物名称、剂量、中毒时间。

2）是否饮酒。

3）是否呕吐。

4）患者意识清醒程度。

5）现场遗留的毒物、药物、呕吐物一并送往医院。

（5）快速送院。

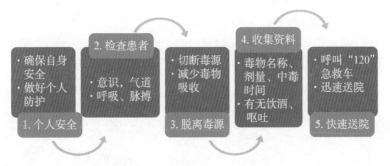

▲ 图8-2　中毒的一般救治原则

二　有毒气体中毒

（一）水银温度计泄露

温度计和血压计里的水银泄露，常温下也会挥发成汞蒸汽，可通过呼吸道或皮肤吸收而中毒，以呼吸道吸入中毒常见。对神经系统和肾脏系统造成损害。

1. 现场急救目的　脱离危险环境，现场通风。

2. 症状鉴别

（1）乏力、胸痛、咳嗽等中毒症状。

（2）头晕、头痛、恶心、呕吐。

（3）全身酸疼、怕冷、发热、身上起皮疹等全身症状。

（4）重者出现意识障碍、大小便失禁甚至脑损伤死亡。

3. 现场急救方法

（1）先将患者撤离现场，使其呼吸户外空气或给予氧气。

（2）戴口罩、手套自我保护，收集残余汞，密闭保存送有害垃圾处理机构。

（3）环境开窗通风，切忌用拖把打扫环境。

（4）患者症状无好转送医院就诊。

4. 注意

（1）清理残余汞注意呼吸道和皮肤保护，汞要密闭容器保存送有害垃圾处理机构。

（2）室内环境尽快开窗通风，中毒者有症状就拨打"120"电话求救。

（二）一氧化碳中毒

一氧化碳通常来自煤气及汽车排出的废气，由不完全燃烧产生。这种气体能与血液中的血红蛋白结合，使得血液中血红蛋白结合氧气障碍，导致患者窒息（图8-3）。

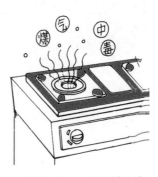

▲ 图8-3　一氧化碳中毒

1. 现场急救目的　脱离危险环境，呼吸新鲜空气。

2. 症状识别

（1）呼吸困难。

（2）面部泛红，口唇呈樱桃红色。

（3）头晕、头痛、恶心、呕吐。

（4）轻度中毒在脱离中毒现场，吸入新鲜空气后症状迅速消失。

（5）重者出现意识障碍、大小便失禁甚至死亡。

3. 现场急救方法

（1）施救者注意自身安全，避免吸入有毒气体。

（2）先将患者撤离现场，使其呼吸到新鲜空气或给予氧气。

（3）昏迷者应注意清除口腔及气道的分泌物，并保持气道通畅，维持复原卧位。

（4）持续观察意识、呼吸、循环，若呼吸停止，立即进行心肺复苏。

（5）紧急拨打"120"电话求助，送有高压氧舱的医院继续治疗。

4. 注意

（1）现场禁止使用任何电器和明火。

（2）一氧化碳中毒没有特效解毒剂，高压氧是最有效的治疗，以免遗留神经损伤。

（三）沼气中毒

沼气是存于沼泽地、污水沟或粪池里的混合性气体，主要成分为甲烷、硫化氢与二氧化碳，可通过呼吸道吸收导致急性全身性中毒。人在高浓度甲烷、二氧化碳的空气中可窒息，抢救不及时会死亡。硫化氢是具有刺激性和窒息性的无色气体，可以对眼和呼吸道黏膜产生强烈的刺激作用。硫化氢通过呼吸道进入机体后，可迅速与人体细胞色素氧化酶结合，阻断细胞氧化过程，造成全身性组织缺氧。吸入极高浓度时，中毒者可瞬间丧失意识，反射性地发生呼吸停止，由此而发生猝死。由于人的大脑对于缺氧最为敏感，因此许多硫化氢中毒者以昏迷为主要表现。

1. 现场急救目的　脱离危险环境，呼吸新鲜空气。

2. 症状识别

（1）轻度中毒者有头痛、头晕症状。

（2）中度中毒者可见面部潮红，心跳加快，出汗较多。

（3）重度中毒者病情险恶，如出现深度昏迷，体温升高，脉搏加快，呼吸急促，同时出现大小便失禁等。

3. 现场急救方法

（1）救治人员带有氧呼吸面具自我保护，避免吸入有毒气体。

（2）将患者撤离现场，转移到空气流通的地方，解开衣扣和裤带，保持呼吸道畅通。

（3）保暖，以防继发肺部感染。

（4）昏迷者应注意清除口腔及气道的分泌物，并保持气道通畅，维持复原卧位。

（5）若呼吸停止，立即进行心肺复苏。

（6）呼叫"120"急救，给予吸氧，送有重症监护与高压氧舱医院就诊。

4. 注意

（1）现场禁止使用任何电器和明火。

（2）高浓度沼气中毒有缺氧窒息和"触电状"猝死，需要紧急复苏，救治者一定要注意现场安全。

（四）硫化氢中毒

硫化氢是具有刺激性和窒息性的无色气体，具有"臭蛋样"气味。低浓度接触仅有呼吸道及眼的局部刺激作用，高浓度时全身作用较明显，表现为中枢神经系统症状和窒息症状。

1. 现场急救目的　尽早离开现场，保持气道通畅，吸氧，尽快送院。

2. 症状识别

（1）轻度中毒：轻度中毒主要是刺激症状，表现为流泪、眼刺痛、流涕、咽喉部灼热感，或伴有头痛、头晕、乏力、恶心等症状。可见眼结膜充血、肺部可有干啰音。

（2）中度中毒：接触高浓度硫化氢后以脑病表现显著，出现头痛、头晕、易激动、步态蹒跚、烦躁、意识模糊、谵妄、癫痫样抽搐，可呈全身性强直阵挛发作等；可突然发生昏迷；也可发生呼吸困难或呼吸停止后心跳停止。

（3）重度中毒：接触极高浓度硫化氢后可发生电击样死亡，即在接触后数秒或数分钟内呼吸骤停，数分钟后可发生心跳停止；也可立即或数分钟内昏迷，并呼吸骤停而死亡等。

3. 现场急救方法

（1）注意自身安全，佩戴防毒面具、佩戴氧气呼吸器或空气呼吸器、戴防护眼镜、穿防静电工作服、戴防化学品手套；工作现场严禁吸烟、进食和饮水。

（2）先将患者撤离现场，使其呼吸到新鲜空气或氧气并脱掉污染衣服；若呼吸停止，立即进行心肺复苏。

（3）昏迷者应注意清除口腔及气道的分泌物，保持气道通畅。

（4）需早期、短程给予肾上腺糖皮质激素。

（5）对有眼和皮肤有刺激征者，立即用清水冲洗，对症处理。

（6）拨打"120"电话呼救，给予吸氧，送有重症监护与高压氧舱医院就诊。

4. 注意

（1）现场禁止使用任何电器和明火。

（2）高浓度毒气中毒猝死，需要紧急复苏，救治者一定要注意现场安全。

（五）氯气中毒

氯气可引起呼吸道的严重损伤，对眼睛黏膜和皮肤有高度刺激性。有急性中毒和慢性损害两种，急性中毒临床上又可分为刺激反应、轻度、中度、重度中毒。

1. 现场急救目的　尽早脱离危险环境，保持气道通畅，呼吸新鲜空气，吸氧，尽快送院。

2. 症状识别

（1）刺激反应：出现一过性的畏光、流泪、咽痛、呛咳，一般24小时内可消退。

（2）轻度中毒：主要表现为咳嗽、咳少量痰、胸闷等。经休息和治疗，症状可于1~2天内消失。

（3）中度中毒：咳嗽加剧、胸闷、呼吸困难，有时咳粉红色泡沫痰或痰中带血，伴有头痛、烦躁及恶心、食欲不振、腹痛、腹胀等胃肠道反应。上述症状经休息和治疗2~10天逐渐减轻而消退。

（4）重度中毒：呼吸困难、胸部紧束感，咳大量白色或粉红色泡沫痰；明显发绀；喉头、支气管痉挛或水肿造成严重窒息；眼痛、结膜充血、水肿甚至角膜损伤;皮肤暴露部位有急性皮炎或灼伤;严重者出现气胸、纵隔气肿甚至休克及昏迷、猝死等。

3. 现场急救方法

(1) 撤离现场并脱掉其污染衣服,使其呼吸到新鲜空气或给予氧气。

(2) 保持气道通畅,尽快送医院,纠正缺氧。

(3) 如眼部或皮肤污染,立即用清水或生理盐水彻底冲洗。

4. 注意

(1) 现场救援人员需要做好防护,眼口鼻均需要防护到位。

(2) 心跳呼吸停止的需要紧急复苏,救治者一定要注意现场安全。

(六) 液氨泄露

氨对人体的毒性与环境中氨的浓度及接触时间有关。低浓度氨对黏膜有刺激作用,高浓度氨可造成组织蛋白变性、脂肪组织皂化等组织溶解性坏死(即皂化作用),引起皮肤及上呼吸道黏膜化学性炎症及烧伤、肺充血、肺水肿及出血;经呼吸道吸入肺泡的氨,大部分吸收入血,使血氨浓度增高,造成中枢神经系统损害,先兴奋后麻痹;氨还可引起肝脂肪变性、肾脏间质性炎症及心肌损害。

1. 现场急救目的 尽早脱离危险环境,保持气道通畅,呼吸新鲜空气,吸氧,尽快送院。

2. 症状识别

(1) 刺激反应:仅有一过性的眼和上呼吸道刺激症状。

(2) 轻度中毒:流泪、咽痛、声音嘶哑、咳嗽、咳痰等,并可伴有轻度头晕、头痛、乏力等,眼结膜、鼻黏膜、咽部充血水肿,肺部有干性啰音。

(3) 中度中毒:吸入高浓度的氨气后,立即出现咽部烧灼痛、声音嘶哑、剧烈咳嗽、咳痰(有时伴带血丝痰);胸闷、呼吸困难,常伴有头晕、头痛、恶心、呕吐、食欲不振及乏力等,眼结膜和咽部明显充血、水肿,亦可有喉头水肿,肺部有干、湿性啰音。

（4）重度中毒：吸入较长时间高浓度的氨气后,出现频繁剧烈咳嗽、咳大量粉红色泡沫状痰,同时有胸闷、呼吸困难,并常伴有喉头水肿、心悸、烦躁、恶心、呕吐或谵妄、昏迷、休克,亦可有心肌炎或心力衰竭。继发感染者,体温增高。口腔、咽部黏膜充血、水肿、糜烂,白色假膜形成,呼吸窘迫,见明显发绀。双肺满布干、湿啰音。眼接触液氨或高浓度氨气可引起灼伤,严重者可发生角膜穿孔。皮肤接触液氨可致灼伤等。

3. 现场急救方法

（1）急救人员要注意自身安全,要戴装有硫酸铜或硫酸锌的防毒面具。

（2）立即将患者移离中毒现场,吸氧。包括鼻导管吸氧、面罩、正压通气吸氧。

（3）保持呼吸道通畅,清除口腔分泌物。

（4）对眼部灼伤者,立即用清水或 3％硼酸溶液反复冲洗,至少 15 分钟。

（5）对皮肤灼伤者,立即用清水、3％硼酸液、2％醋酸液或食醋等冲洗皮肤,以中和氨水,消除灼烧。

4. 注意

（1）现场救援人员需防护好眼、口、鼻,并要防止现场爆炸。

（2）心跳呼吸停止患者,需要行紧急心肺复苏,救治后一定要转运至安全场所。

（3）皮肤有水疱、渗出、溃疡,用 2％的硼酸溶液湿敷和化学灼伤油外搽。

（4）大面积深度灼伤者需送至烧伤专科治疗。

 酒精中毒

一次饮入过量酒或酒类饮料引起的中枢神经系统由兴奋转为抑制的状态,严重者出现昏迷、呼吸抑制及休克(图 8 - 4)。

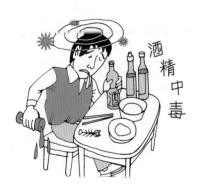

▲ 图 8-4　酒精中毒

1. 现场急救目的　维持气道通畅,快速送院。

2. 症状识别　症状轻重与饮酒量、个体的敏感性有关。大致可分三期。各期界限不很明确。

（1）初期（兴奋期）

1）血液内酒精浓度达 500 mg/L。

2）结膜充血、颜面潮红或苍白。

3）头晕、欣快感、言语增多,有时粗鲁无礼。

4）感情用事,喜怒无常,有暴力倾向,也有安静入睡者。

5）恶心、呕吐。

6）呼吸深重、脉搏快而强。

（2）中期（共济失调期）

1）血液内酒精浓度达 500～1 500 mg/L。

2）在以上症状基础上,同时出现共济失调,表现为步态不稳,动作笨拙,言语含糊不清且语无伦次。

（3）后期（昏睡期）

1）血液内酒精浓度达 2 500 mg/L 以上。

2）昏睡状态,瞳孔扩大,对光迟钝。

3）皮肤湿冷,面部水肿、口唇轻度发绀呈休克状态。

4）呼吸缓慢呈鼾样、脉搏快而弱。

5）严重者大小便失禁、抽搐、昏迷，甚至发生呼吸麻痹而死亡。

3. 现场急救方法

（1）对有暴力倾向者应保持距离，报警求助。

（2）神志清醒者可给予催吐（2小时内有效）。

（3）意识不清者放置复原卧位。

（4）检查是否有外伤。

（5）持续观察意识、呼吸、循环。

（6）给予患者保暖，防止因酒精使皮下血管扩张导致的体温过低。

4. 注意

（1）注意有无呕吐物窒息，及时清理口腔呕吐物及分泌物，拨打"120"电话求救。

（2）共济失调期注意防跌倒。

（3）如果患者心跳呼吸停止，应立即进行心肺复苏，并拨打"120"电话求救。

四　药物中毒

（一）双硫仑样中毒反应

此指在应用某些药物过程中饮酒，或饮酒后应用某些药物出现的类似应用戒酒药双硫仑（又名双硫醒、戒酒硫）后饮酒的中毒反应。常见药物有：头孢类抗生素、硝基咪唑类抗菌药、呋喃类抗菌药、双胍类降糖药等。

1. 现场急救目的　及时识别，快速送院。

2. 症状识别

有明确的酒后服药或者药后饮酒史（图8-5）。可早在5分钟内即出现症状，一般多在30分钟内，少数在1小时内。临床表现个体差异很大，不就医处理，症状一般持续2～6小时。

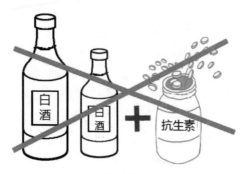

▲ 图8-5 禁忌饮酒后应用抗生素

（1）面部潮红、头痛、视物模糊。

（2）胸闷、气短、心率增快。

（3）乏力、恶心、呕吐。

（4）多汗、失眠。

（5）血压下降、呼吸困难。

（6）意识丧失、惊厥、极个别甚至死亡。

3. 现场急救方法

（1）停止饮酒和药物，神志清醒者可给予催吐。

（2）意识不清者呕吐时，头偏向一侧，防止呕吐物窒息。

（3）保持呼吸道通畅，清除鼻腔、口腔呕吐物及分泌物。

（4）持续观察意识、呼吸、循环。

4. 注意

（1）保留药物资料，一并送医。

（2）如果患者心跳呼吸停止，应立即进行心肺复苏，并拨打"120"电话求救。

（二）口服药物中毒

药物中毒常常因误服、滥用或蓄意过量服用药物所致。常见导致中毒的药物有：安眠药、镇静药、抗心律失常药、农药、毒品等。此外，有些药物本身就具有毒性，不遵医嘱服用常可导致中毒。

1. 现场急救目的　切断毒源,保持气道通畅,尽快送院。

2. 症状识别　中毒时常有不同表现,常见的症状如下。

(1) 呕吐、腹痛、腹泻。

(2) 意识不清甚至昏迷。

(3) 口周或肢体麻木或麻痹。

(4) 呼吸困难或窒息,分泌物增加。

(5) 肢体抽搐、强直,牙关紧闭。

(6) 脉搏缓慢而无力。

(7) 乏力、贫血、出血、黑便。

(8) 农药如有机磷,可闻及大蒜味。

3. 现场急救方法

(1) 检查气道,清理分泌物,昏迷者防止呕吐窒息。

(2) 将患者置于复原卧位,观察意识、呼吸和循环。

(3) 妥善收集、保存药物样本、包装容器、呕吐物,一并送医。

(4) 快速送院治疗。

4. 注意

(1) 清理口腔、毛发、皮肤残留药物、毒物。

(2) 如果患者心跳呼吸停止,应立即进行心肺复苏,并拨打"120"电话求救。

五　农药中毒

(一) 有机磷农药中毒

有机磷农药在短时间内,大量进入人体后,造成的以神经-肌肉系统损害为主的一系列伤害。①高毒:甲拌磷、对硫磷、内吸磷、乙拌磷等。②中毒:敌敌畏、甲基对硫磷、甲基内吸磷等。③低毒:敌百虫、乐果、马拉硫磷、二溴磷、杀螟硫磷等。④中毒途径:经口、皮肤黏膜,呼吸道。

1. 现场急救目的　清除毒物,隔离中毒环境如脱去衣物,尽快送院。

2. 症状识别　有机磷农药中毒后会出现特定症候群和特殊气味如大蒜味。

（1）毒蕈碱样症状：恶心呕吐、腹痛腹泻、大汗、流泪、流涕、流涎、大小便失禁、心跳减慢和瞳孔缩小、咳嗽、气急，意识不清，昏迷。

（2）烟碱样症状：肌纤维颤动、强直性痉挛、肌力减退和瘫痪、呼吸肌麻痹、呼吸困难或窒息、血压增高、心跳加快和心律失常。

（3）中枢神经系统症状：疲乏、烦躁不安、头晕、头痛、发热、言语障碍、精神恍惚、意识模糊、抽搐、昏迷。

3. 现场急救方法

（1）脱离中毒环境，立即终止毒物的继续吸收。

（2）尽早催吐，促进毒物的排出。

（3）妥善收集、保存药物样本、包装容器、呕吐物，一并送医。

（4）快速送院就医，尽早应用解毒药物。

4. 注意

（1）清理口腔、毛发、皮肤残留药物、毒物。

（2）如果患者心跳呼吸停止，应立即进行心肺复苏，并拨打"120"电话求救。

（二）百草枯中毒

百草枯农药（图8-6）可经消化道、皮肤和呼吸道吸收，毒性累及全身多个脏器，严重时可出现多器官功能不全综合征。

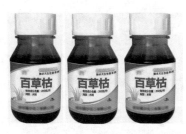

▲ 图8-6　百草枯农药

1. 现场急救目的　阻止毒物继续吸收,消除已吸收的毒物,尽可能保护器官功能,尽快送院。

2. 症状识别　轻型百草枯摄入量<20 mg/kg,除胃肠道症状外,其他表现不明显,多数患者经救治可以恢复。中型与重型百草枯摄入量 20～40 mg/kg,除胃肠道症状外,可出现多器官损害。14 天内出现肝肾功能损害,数天至 2 周内出现肺部损害且多在 2～3 周死于呼吸衰竭。暴发型百草枯摄入量>40 mg/kg,出现严重的胃肠道症状,14 天内绝大部分患者死于多器官功能衰竭。

(1) 呼吸系统:发绀、呼吸困难、早期刺激性咳嗽、呼吸音减弱,可闻及干湿啰音。大量口服者 24 小时内可出现咯血、在 1～3 天内因急性呼吸窘迫综合征死亡;口服量小者或经皮肤缓慢吸收者早期可无症状,3～5 天后出现胸闷、憋气、呼吸困难逐渐加重,发生肺纤维化,2～3 周呼吸困难达到高峰,多在此期间死于呼吸衰竭。

(2) 消化系统:口服中毒者可出现口腔、舌、咽部烧灼感恶心呕吐、腹痛、腹泻、呕血、便血、可出现口腔、咽部、食道与胃黏膜糜烂、溃疡,还可出现胃穿孔、肝大。

(3) 中枢神经系统:头晕、头痛、肌肉痉挛、抽搐、幻觉恐惧、昏迷。

(4) 心血管系统:心肌炎、心包炎。

(5) 泌尿系统:肾区疼痛、叩痛,血尿、蛋白尿,甚至发生急性肾衰竭。

(6) 皮肤、黏膜:可出现皮肤烧灼感,1～3 天后皮肤逐渐出现红斑、水疱、溃疡等;指甲出现白点、横断、脱落;眼角膜、结膜可发生严重炎性改变、角膜或结膜溃疡,角膜或结膜的损害还可继发虹膜炎影响视力。

3. 现场急救方法

(1) 脱离中毒环境,立即终止毒物的继续吸收。

（2）尽早催吐，促进毒物的排出。

（3）妥善收集、保存药物样本、包装容器、呕吐物，一并送医。

（4）快速送院就医，尽早应用解毒药物。

4. 注意

（1）清理口腔、毛发、皮肤残留药物、毒物。

（2）如果患者心跳呼吸停止，应立即进行心肺复苏，并拨打"120"电话求救。

六 食物中毒

（一）变质食物中毒

食品变质指食品发生物理变化使外形变化，以及在以微生物为主的作用下所发生的腐败变质，包括食品成分与感官性质的各种酶性、非酶性变化及夹杂物污染，从而使食品降低或丧失食用价值的一切变化。食用变质食物发生的中毒，主要包括细菌性食物中毒、真菌及其毒素食物中毒、化学性食物中毒、有毒动植物食物中毒等。

1. 现场急救目的　催吐，补液解毒，尽快送院。

2. 症状识别

（1）细菌性食物中毒

1）沙门菌属：主要见于变质的动物性食品，表现为恶心、呕吐、腹痛、腹泻（黄色或绿色水样便为主）、食欲不振、冷汗、全身无力（图 8 - 7），重症者见痉挛、脱水、休克。

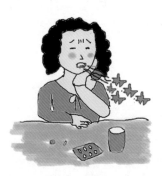

▲ 图 8 - 7　食物中毒

2）副溶血性弧菌：主要存在鱼虾贝类海产品中，表现为剧烈腹痛、腹泻（水样、脓血便或黏液便）、中高热。

3）葡萄球菌属：主要存在于乳制品、肉类、剩饭中，表现为恶心、呕吐、腹痛、腹泻(水样)。

4) 肉毒杆菌:见于腊肠、罐头、发酵豆制品等,表现为乏力、头痛、眼肌麻痹(复视、斜视、眼睑下垂等)、舌咽肌麻痹(吞咽困难、发音困难、呼吸困难)等。

5) 大肠埃希菌属:见于变质牛奶、蔬菜、水果,表现为腹泻、腹痛、发热。

(2) 真菌及其毒素食物中毒

1) 赤霉病麦食物中毒:见于霉变谷物,表现为眩晕、恶心、呕吐、腹泻、流涎等。

2) 霉变甘蔗(节菱孢菌)食物中毒:表现为头晕、复视、腹痛、腹泻、阵发性抽搐、瞳孔散大等。

(3) 化学性食物中毒:亚硝酸盐中毒,见于变质的蔬菜、腌制肉制品等,表现为头痛、头晕、乏力、全身皮肤及黏膜呈现不同程度青紫色、呼吸衰竭等。

(4) 有毒动植物食物中毒:鱼类引起的组胺中毒,见于秋刀鱼、金枪鱼、鲤鱼等,表现为全身潮红、头晕、头痛、恶心、呕吐、呼吸困难、视物模糊等。

3. 现场急救方法

(1) 对神志尚清醒的患者,应立即用手指、筷子等物刺激咽后壁催吐。然后饮用浓茶水,再刺激咽后壁催吐,如此反复进行,达到催吐洗胃的目的。同时,还可服用淡糖水、淡盐水、绿豆汤、甘草汤等,这样既可以补充体内因呕吐而丧失的水分,又起一定的解毒作用。

(2) 如果是因吃了变质的鱼、虾、蟹等引起的食物中毒,可取食醋 100 毫升,加水 200 毫升,稀释后一次服下。此外,还可采用紫苏 30 克、生甘草 10 克一次煎服。若是误食了变质的防腐剂或饮料,最好的急救方法是用鲜牛奶或含蛋白质的饮料灌服。

(3) 对于严重中毒者,应一方面针对呼吸衰竭,马上进行人工呼吸,并尽快拨打"120"电话求助,送往医院救治。

4. 注意

（1）变质食物中毒导致昏迷的时候,不宜进行人为催吐,否则容易引起窒息。

（2）在进食前观察食物表面,是否变色、变得黏稠或者长出霉斑;辨别气味判断是否为变质食物。当然也可以通过观察周围是否有苍蝇类动物,仅此可以判定为变质。

（3）低温食品不要常温保存,低水分的食品应密封保存。真空包装往往更利于保存,开封后冷藏并尽快使用。

（4）在发生变质食物中毒后,要保存导致中毒的食物样本,以提供给医院进行检测。如果身边没有食物样本,也可保留患者的呕吐物和排泄物,以方便医生确诊和救治。

（二）食物中毒（蘑菇）

有些野生蘑菇是有毒的,若误食会引起中毒。毒蘑菇（又称毒蕈）含有植物性的生物碱,毒性强烈,可损害肝、肾、心及神经系统,一般进食后 1～2 小时即出现中毒症状。毒蘑菇中毒临床表现各异,重度中毒可致命。常致中毒的毒蕈有捕蝇蕈、白帽蕈、马鞍蕈、牛肝蕈等。

1. 现场急救目的　催吐,补液以保护器官功能,尽快送院。

2. 症状识别　不同毒蘑菇所含的毒素不同,引起的中毒表现也各不相同,可分为 4 类。

（1）胃肠炎型:进食 10 分钟～2 小时出现无力、恶心、呕吐、腹痛、水样腹泻。

（2）神经精神型:进食后 10 分钟～6 小时除出现胃肠炎型症状外,尚有瞳孔缩小、唾液增多,兴奋、幻觉、步态蹒跚。

（3）溶血型:潜伏期 6～12 小时,患者往往先出现恶心等症状,后出现溶血性黄疸、肝部肿大等,少数患者会出现血红蛋白尿。

（4）肝肾损害型:进食后 10～30 小时出现胃肠炎型表现。部分患者可有一假愈期,然后出现以肝、脑、心、肾等多脏器损害的表现,但以肝脏损害最为严重。部分患者可有精神症状。一般病程

2～3周,病死率高。

3. 现场急救方法

(1)催吐、洗胃:为减少毒素的吸收,让中毒者大量饮用温开水或稀盐水,随后把手指伸进咽部催吐,可反复多次。

(2)补水:催吐后,让中毒者饮用盐水和糖水,以防止休克。

(3)防止窒息:对已发生昏迷的患者不要强行向其口内灌水,防止窒息。

(4)保暖:注意给患者保暖,维持体温。

(5)呼叫救护车急救,并保留毒蘑菇样品供专业人员救治参考。

4. 注意

(1)毒蘑菇食物中毒导致昏迷的时候,不宜进行人为催吐,否则容易引起窒息。

(2)不要自行采摘、食用野菇,也不要在移动商贩处购买干或新鲜的蘑菇。

七 强酸、强碱等化学品中毒

强酸、强碱类中毒多由呼吸道吸入、皮肤渗入或经口误服进入人体,导致局部充血、水肿、坏死和溃疡,甚至腔管脏器穿孔,以后形成瘢痕、狭窄和变形。随着药物进入血循环分布于全身,引起内脏器官的损害,以肝、肾受损较重。

强酸类:包括硫酸、硝酸、盐酸、高氯酸、氢碘酸、氢溴酸;

强碱类:氢氧化钾、氢氧化钠、氢氧化钙、氢氧化钡等物质。

中毒途径:误服、皮肤灼伤、呼吸道吸入。

1. 现场急救目的　及时识别,清除未吸收的毒物,尽快送院。

2. 症状识别

(1)有明确物质的误服或者皮肤灼伤的病史。

(2)皮肤黏膜受强酸、强碱损伤后,发生充血、水肿、糜烂、溃疡。严重灼伤,可发生休克。

(3)误服强碱后,可发生口腔、咽喉、食道和胃的严重灼伤,出现呼吸困难,呛咳,消化道剧烈烧灼痛,呕吐、呕血等。

（4）严重者可发生食道、胃穿孔。

（5）引起肝肾等脏器的损害。

3. 现场急救方法

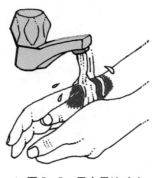

▲ 图8-8　用大量流动水冲洗

（1）皮肤灼伤:灼伤皮肤后应立即用大量流动水冲洗(图8-8)。

（2）误服强酸:立即服用鸡蛋清,也可以大量口服牛奶或者食用油急救。

（3）误服强碱:立即服用弱酸溶液,如稀释的米醋或橘汁、柠檬汁也可以中和碱性。另外,蛋清和食用油也有紧急保护作用。

（4）禁止大量喝水后催吐!

（5）呼叫救护车急救,妥善收集、保存误服的溶液包装,一并送医。

4. 注意

（1）误食强酸强碱后,禁止催吐和洗胃,防止造成组织损伤,导致胃肠道穿孔,加重病变。并且在做了上述急救措施后,要及时就近到医院紧急救治。

（2）家里有强酸强碱性药品,应注意妥善保存,最好在外包装上注明注意事项。去污剂、烫发剂等也可能含有这两种物质,应谨慎使用,避免涂抹到皮肤上,或是掺杂到食物中。

八　毒蛇咬伤中毒

毒蛇咬伤,毒液由伤口进入人体所引起的急性全身性中毒性疾病。

1. 现场急救目的　减少毒素扩散,挤压排毒,尽快送院。

2. 症状识别

（1）局部症状:伤口红肿、疼痛、麻木、出血、坏死。

（2）全身症状：四肢无力、头晕、胸闷、呼吸困难、恶心、呕吐、肌肉疼痛僵硬、晕厥、血压下降、呼吸浅快且不规则。

3. 现场急救方法

（1）保持安静，不要惊恐奔走，以免加速毒液吸收和扩散。

（2）保持安静卧位，限制伤肢活动，伤口低于心脏平面，延缓毒素吸收。

（3）迅速撤离现场，可对伤口自近端至远端挤压排毒。

（4）快速送院就医，尽早应用解毒药物。

4. 注意

（1）记录毒蛇形态，方便医生判断毒蛇种类以应用对应抗蛇毒血清。

（2）如果患者心跳呼吸停止，应立即进行心肺复苏，并拨打"120"电话求救。

九　蜂蜇伤中毒

节肢动物具有毒腺（毒囊）、螫针、毒毛或毒性体液，可能蜇伤或毒害人类。蜇伤后可能发生的危险包括局部伤口损害、毒液注入人体所致的局部和全身中毒损害、毒毛接触人体所致毒性损伤及严重过敏反应。

1. 现场急救目的　减少毒素扩散，禁止挤压排毒，尽快送院。

2. 症状识别

（1）局部症状：蜇伤处红肿、灼热、水疱、皮疹、瘙痒、疼痛。

（2）全身症状：发热、头痛、恶心、呕吐、腹泻、肌肉痉挛甚至昏迷等全身中毒症状。

（3）严重者可出现出血、溶血、急性肾功能衰竭。

（4）少数特异体质者可发生荨麻疹、支气管痉挛、过敏性休克。

3. 现场急救方法

（1）捆扎：在蜇伤处靠近心脏侧一横掌处进行环形捆扎，不宜过紧,总时长不超过 2 小时。

（2）禁止挤压,仔细挑出或用卡片刮出残留的毒刺或毒腺。

（3）蜜蜂蜇伤用碱性肥皂水冲洗,马蜂蜇伤用食醋清洗并湿敷。

（4）被蜂群攻击时,不要试图逃跑或反击。就地蹲下,用衣物遮盖裸露部位,耐心等待蜂群攻击平息后再离开。

（5）如有呼吸不适、胸闷等警惕过敏反应发生,应立即就近就医。

4. 注意

（1）被蜇伤后应注意观察局部和全身症状,并进行有效处理。

（2）如果患者意识丧失、心跳呼吸停止,应立即进行心肺复苏,并拨打"120"电话求救。

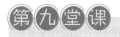

冷热环境伤害

 中暑

1. 什么是极端高温　极端高温被定义为夏季温度比平均温度高得多和/或潮湿。因为有些地方比其他地方更热,这取决于某一特定地点在一年中的那个时候的平均温度。潮湿和闷热的环境会让它看起来比实际更热。

(1) 相对湿度在 60％或以上,会阻碍汗液蒸发,从而妨碍身体自我降温的能力。

(2) 当高温指数上升到 32 ℃或更高时,与高温有关的疾病的风险会急剧增加。

(3) 不要将小孩、老人或宠物因为任何原因或任何时间留在车内。深色的仪表板或座椅很容易升温,特别是夏季高温时(图 9 - 1)。

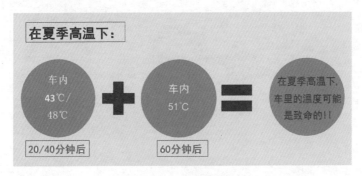

▲ 图 9 - 1　车内极端高温

2. 谁的风险最大　老年人、幼儿、精神病患者和慢性病患者的风险最高（表9-1）。然而，即使是年轻人和健康的人，如果他们在炎热的天气参加激烈的体育活动，也会受到影响。夏天的活动，无论是在运动场上还是在建筑工地，都必须与帮助身体降温的活动相平衡，以防止突发与高温有关的疾病。

表9-1　中暑风险人群

75 岁以上老人	婴儿和年幼的孩子，孕妇或哺乳期妇女
超重或肥胖者	行动不便的人
高温下剧烈运动的人	高温环境中工作的人
患有慢性病（如心脏病、高血压、糖尿病、肾病、精神病、痴呆）者	患有急性疾病［如感染发热或胃肠炎（腹泻和/或呕吐）]的人
饮酒	处方药物使用*

注：*利尿剂、镇静剂、兴奋剂、心脏和血压药物以及精神疾病药物。

3. 有哪些与高温有关的疾病

高温有关疾病主要包括热痉挛、热衰竭和中暑，他们不是不同的疾病，而是从不太严重到严重的发病过程和不同表现（表9-2）。

表9-2　与高温有关的疾病的症状及自治措施

可能疾病	症状	应该如何做
热痉挛	肌肉痉挛：疼痛的肌肉痉挛和痉挛，通常发生在腿部和腹部肌肉大量出汗时	1. 用力按压痉挛的肌肉或轻轻按摩以缓解痉挛 2. 喝几口水；如果发生恶心，停止饮水 3. 如果个人有液体限制（如透析患者），请咨询临床医生或内科医生

可能疾病	症状	应该如何做
热衰竭	1. 体温正常或略高 2. 出现头痛,晕眩,恶心或精神紊乱 3. 皮肤大量出汗,湿冷,面色苍白 4. 四肢无力及虚弱,四肢及腹部肌肉可能抽筋 5. 脉搏及呼吸急速且微弱 6. 极度口渴 7. 热衰竭的症状在成人和儿童中通常是相同的,儿童也可能变得易怒	1. 找个凉爽的地方,最好有空调,仰卧,抬高双腿,高于心脏 2. 脱掉所有不必要的衣服,如夹克或袜子 3. 多喝流质饮料,尤其是运动饮料,以补充流失的盐分(避免咖啡因和酒精) 4. 给皮肤降温——喷点冷水或用海绵擦一下,再用扇子扇一下。将用布包起来的冷敷袋放在腋下或脖子上,有条件的洗冷水澡 • 如果有下列情况,应立即拨打"120"电话: √ 呕吐 √ 体温升高 √ 症状无改善持续超过30分钟
中暑	1. 体温突然上升,可达到40℃以上 2. 皮肤可能又热又干(已经停止出汗),如果患者之前进行过剧烈运动,可能会出汗 3. 舌头干燥肿胀 4. 脉搏短促,呼吸急促 5. 口渴乏力,恶心呕吐 6. 头痛、晕眩或神志不清,抽搐甚至意识丧失	中暑是一种危及生命的医疗紧急情况(图9-2) 1. 紧急拨打"120"电话,呼叫医疗援助或立即将伤者送往医院,拖延可能是致命的 2. 把个人转移到一个更凉爽,去除衣服,抬高腿部高于心脏,保持脑部血供 3. 用任何可用的方法给患者降温——放入冷水浴缸或冷水浴,用花园软管喷洒,用冷水海绵擦拭,用风扇喷洒凉水,或在患者的头部、颈部、腋下和腹股沟放置冰袋或冷湿毛巾(如果热指数低于32℃,则使用风扇。风扇可以使你在较高的温度下更热) 4. 不要强迫饮用液体,如果头脑清醒并且能喝的话,提供冰的液体 5. 如果患者失去知觉,让他侧卧(恢复姿势),检查他是否能正常呼吸。如有需要,进行心肺复苏 **热指数**:指高温时,当相对湿度增加后,人体真正感到的温度会超过实际温度,也就是体感温度

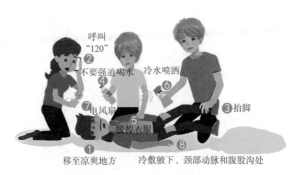

呼叫 "120" ②
不要强迫喝水 ④　冷水喷洒 ⑥
⑦电风扇　　　　　③抬脚
⑤脱掉衣服
①　　　⑧
移至凉爽地方　冷敷腋下、颈部动脉和腹股沟处

▲ 图9-2　中暑急救

二　失温

　　失温是指人体热量流失大于热量补给,从而造成人体核心区(脑、心、肺等主要生命器官)温度降低,并产生一系列如寒颤、意识失常、心肺功能衰竭等症状,甚至最终造成死亡的病症(图9-3)。

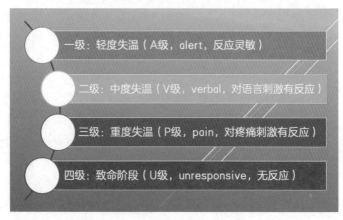

一级:轻度失温(A级,alert,反应灵敏)

二级:中度失温(V级,verbal,对语言刺激有反应)

三级:重度失温(P级,pain,对疼痛刺激有反应)

四级:致命阶段(U级,unresponsive,无反应)

▲ 图9-3　失温分级

　　1. 现场急救目的　避免体温进一步流失,设法恢复核心体温。

急救响应者——现场初级急救实施课程

2. 症状识别　当人体核心温度在 35 ℃以上时,人体如果感觉手脚冰凉,开始通过寒颤产热,此时精神状态完全正常,及时保暖后对人体几乎没有损伤。之后随着核心温度的降低,人开始进入失温阶段,按照严重程度可分为四级,可以根据对应 AVPU 的意识等级(图 9-3)进行判断。

(1) 一级:轻度失温(A 级,alert,反应灵敏),33～37 ℃,肌肉颤抖不止、心跳呼吸加速,排尿频繁、手脚麻木等情况。

(2) 二级:中度失温(V 级,verbal,对语言刺激有反应),29～33 ℃,身体调节机制错乱,颤抖减少甚至消失、口齿不清、视觉障碍、心律不齐、思维迟钝、嗜睡等。神经感受错乱,会产生虚假燥热感,有些人出现反常脱衣的现象。

(3) 三级:重度失温(P 级,pain,对疼痛刺激有反应),22～29 ℃,昏迷、神经反射消失(对疼痛没有反应)、呼吸频率和心率极低、低血压,可能出现心室纤颤,患者无法自主调节体温。

(4) 四级:致命阶段(U 级,unresponsive,无反应),<22 ℃,肌肉僵硬,心跳呼吸慢慢停止,外界微小冲击都有可能导致心室纤颤而停止跳动,最终死亡。

3. 现场急救方法

(1) 避风:将患者转移至避风处,如躲在岩石等遮挡物后方。必要时搭建帐篷进行救援。转移过程中,需要注意对患者轻放平移。

(2) 冷面隔离:使用睡垫、保温毯等将患者与地面隔离,防止身体热量传导到冰冷地面,避免核心体温继续流失。

(3) 干燥处理:潮湿的衣物会带走身体的热量,应迅速脱掉湿衣,擦干身体,换上干燥衣物,用睡袋或厚衣物包裹全身(图 9-4)。

(4) 核心区加温:以上三种方法仍没有恢复体温,说明患者失温严重。此时肌肉将不再通过颤抖供热,任何保暖措施可能都将失效。需要用热水袋、发热贴,对患者颈部、腋窝、腹股沟等核心区进行复温,注意避免烫伤。

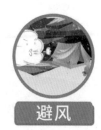 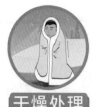 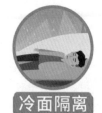

避风　　干燥处理　　冷面隔离

▲ 图9-4　阻断"风、湿、冷"

（5）能量注入：对于一级失温的患者，可以服用一些流质状常温的高热量食物，如巧克力牛奶、浓糖水等，让失温患者获得身体产热需要的能量（图9-5）。注意，这种方法切勿对二级以上失温患者使用，可能导致复温失败（复温休克）。

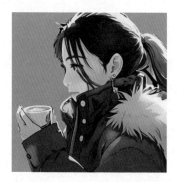

▲ 图9-5　服用一些流质状常温的高热量食物

4. 注意

（1）切勿搓手搓脚：摩擦四肢使外周温度升高，导致冰冷血液加速回流到核心区，冲击心脏，造成心搏骤停。

（2）切勿饮酒：喝酒会产生"暖和"的假象，它会造成血管的扩张，血液循环加快，导致身体热量的散失加重。同时，会加速冷血回流到核心区域，造成不良后果。

（3）二级以上失温切勿喝热水：如果尿频（四五次以上），并且颤抖减弱的患者，已经进入二级失温状态。此时喝热水会使血管剧烈扩张，导致低血压，进一步降低核心体温，严重者会造成复温休克，甚至心搏骤停。

 三 冻伤

冻伤是由于寒冷潮湿作用引起的人体局部或全身损伤。轻时可造成皮肤一过性损伤，要及时救治；重时可致永久性功能障碍，需进行专业救治。严重时可危及生命，需紧急抢救。

1. 现场急救目的　尽快脱离低温环境，保暖；将冻伤人员送往专业医院救护。

2. 症状识别

（1）局部冻伤

1）反应前期：系指冻伤后至复温融化前的一个阶段，其主要临床表现有受冻部位冰凉、苍白、坚硬、感觉麻木或丧失。由于局部处于冻结状态，其损伤范围和程度往往难以判定。

2）反应期：包括复温融化和复温融化后的阶段。

3）反应后期：系指Ⅰ°、Ⅱ°冻伤愈合后，和Ⅲ°、Ⅳ°冻伤坏死组织。

（2）手冻伤

1）Ⅰ°冻伤：最轻，即常见的"冻疮"，受损在表皮层，受冻部位皮肤红肿充血，自觉热、痒、灼痛，症状在数日后消失，愈后除有表皮脱落外，不留瘢痕。

2）Ⅱ°冻伤：伤及真皮浅层，伤后除红肿外，伴有水疱，疱内可为血性液，深部可出现水肿、剧痛，皮肤感觉迟钝。

3）Ⅲ°冻伤：伤及皮肤全层，出现黑色或紫褐色，痛觉丧失。伤后不易愈合，除遗有瘢痕外，可有长期感觉过敏或疼痛。

4）Ⅳ°冻伤：伤及皮肤、皮下组织、肌肉甚至骨头，可出现坏死，感觉丧失，愈后可有瘢痕形成。

（3）脚冻伤：这些表现系交感神经或周围神经损伤后功能紊乱所引起。

1）冻伤皮肤局部发冷，感觉减退或敏感。

2）对冷敏感，寒冷季节皮肤出现苍白或青紫。

3）痛觉敏感，肢体不能持重等。

（4）冻僵：伤员皮肤苍白，冰凉，有时面部和周围组织有水肿。神志模糊或昏迷，肌肉强直，瞳孔对光反射迟钝或消失。心动过缓，心律不齐，血压降低至测不到，可出现心房和心室纤颤，严重时心跳停止。呼吸慢而浅，严重者偶尔可见 1～2 次微弱呼吸。

3. 现场急救方法

（1）迅速脱离寒冷环境，防止继续受冻。

（2）抓紧时间尽早快速复温。

（3）局部涂敷冻伤膏。

（4）改善局部微循环。

（5）专业医院予以抗休克、抗感染和保暖。

（6）Ⅱ°到Ⅲ°冻伤未能分清者按Ⅲ°冻伤治疗。

（7）冻伤的手术处理，应尽量减少伤残，最大限度保留尚有存活能力的肢体功能。

4. 注意

（1）冻伤的基本治疗目标是迅速复温，防止进一步冷暴露以及尽快恢复血液循环。

（2）尽快拨打"120"电话呼救，送往专业医院救治。

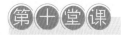

意外伤害

 淹溺

淹溺俗称"溺水",常发生在河道、湖泊、泳池中,因突然发生抽筋或恐慌而发生溺水。溺水时可因气道受刺激后发生痉挛导致气道收缩狭窄;也可因水进入气道造成阻塞,从而发生窒息。

淹溺的损伤程度与时间相关,获救时间越早,损伤越小。急救成功的五个关键的环节是:预防、识别、提供漂浮物、脱离水面、现场急救 5 个方面,图 10 - 1 是淹溺生存链。

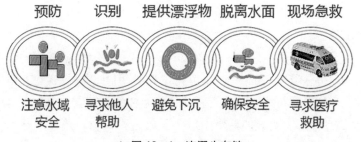

▲ 图 10 - 1　淹溺生存链

1. 淹溺识别　及时识别溺水征象非常重要,溺水者通常并不会大声呼喊救命,可表现为 6 个征象:难以出声,面朝岸边,口露水面、头向后仰、身体直立、爬梯动作(图 10 - 2)。

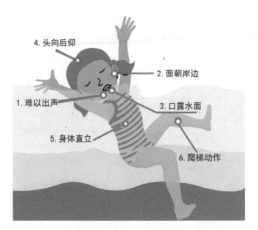

4. 头向后仰

2. 面朝岸边

1. 难以出声

3. 口露水面

5. 身体直立

6. 爬梯动作

▲ 图 10‑2　溺水征象

2. 现场急救方法

（1）当发生淹溺事件，第一目击者（急救响应者）应立刻启动现场救援程序。首先应呼叫周围群众给予援助，有条件应尽快通知附近的专业水上救生人员或拨打"119"电话呼叫消防救援人员。同时，应尽快拨打"120"急救电话。

（2）第一目击者在专业救援到来之前，可向遇溺者投递竹竿、衣物、绳索、漂浮物等将淹溺者拉回岸上。不推荐非专业救生人员下水救援；不推荐多人手拉手下水救援。

（3）专业救生员在水中救人时，可用一只手从溺水者的腋下插入后握住其对侧的手臂；也可托住头部，用仰泳的方式将其拖回岸边。注意保持溺水者头部向上，以免水流入气道。如溺水者已经没有呼吸，有可能的话水中就要开始进行口对口或口对鼻人工呼吸。

（4）上岸后，将溺水者平放在地上，迅速清除口腔、鼻腔的异物（如淤泥、杂草等）并开放气道，检查呼吸和脉搏。如遇溺者没有反应但有呼吸脉搏，将他置于复原卧位。呼吸脉搏停止时进行心肺复苏，具体急救方法详见下文"淹溺岸边基础生命支持流程"。

注意：不要挤压溺水者腹部控水，这会延误心肺复苏抢救时间，清除口腔异物时间不超过 10 秒。

（5）如溺水者意识清醒，可给予热的饮料；脱去湿的衣物，并注意保暖（图 10 - 3）。

（6）即使溺水者情况好转，也要呼叫救护车将其送院。

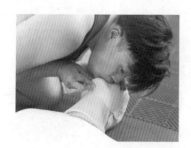

▲ 图 10 - 3 给予热饮料，注意保暖

3. 淹溺岸边基础生命支持流程

（1）检查反应，如果没有，呼叫援助。

（2）开放气道，迅速清理口鼻内的泥沙、水草。

（3）判断呼吸，5～10 秒观察胸腹部是否有呼吸起伏。如患者存在自主有效呼吸，应置于稳定的侧卧位（复原卧位），以免发生气道窒息。

（4）如没有呼吸或仅有濒死呼吸，应尽快给予 2～5 次人工呼吸（如有可能连接氧气）。每次吹气 1 秒，确保能看到胸廓有效的起伏运动（图 10 - 4）。

（5）如果人工呼吸没有反应，尽快连接 AED 依照语音提示予以除颤，然后开始 30：2 的心肺复苏（图 10 - 5）。

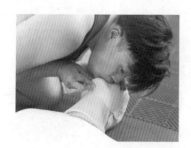

▲ 图 10 - 4 给予 2～5 次人工呼吸

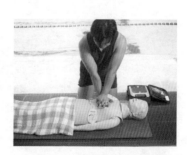

▲ 图 10 - 5 使用 AED 除颤及 30：2 心肺复苏

二 触电

触电往往是由于电线老化、插座漏电、检修电器以及雷击时造成的损伤。被电流烧伤的人，表面看来并不严重，通常只看到伤口出现在电流进入及离开身体的地方。但实际上电流通过身体会令组织受到相当严重的烧伤和破坏。

1. 现场急救目的　切断电源，处理创伤，心肺复苏。

2. 症状识别

（1）皮肤烧伤，发白或发黑。

（2）电击摔倒后可能发生骨折及内出血。

（3）轻者感觉四肢麻木，面色苍白，目眩，精神恍惚、错乱。

（4）重者当场晕厥，甚至心搏骤停。

3. 现场急救方法

（1）迅速切断电源，确认没有触电危险后再行急救。

（2）如无法切断电源，可站在书本或胶垫等绝缘物品上，用绝缘的木或胶棒等把伤者和电源分开（图 10-6）。

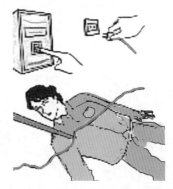

▲ 图 10-6　用绝缘的木或胶棒等把伤者和电源分开

（3）在别无他法的情况下，才可以尝试拉扯伤者身上宽松和干燥的衣物，将伤者脱离电源。

（4）检查伤者的呼吸，脉搏及清醒程度，将伤者置于复原卧位，必要时进行心肺复苏。

（5）处理烧伤和创伤，必要时拨打"120"电话求救。

（6）如果伤者为高压电触电，为避免"跨步电压"（雷电击中导电体，或架空高压电线的一根带电导线断落在地上时，落地点与带电导线的电势相同，电流就会从导线的落地点向大地流散，于是地面上以导线落地点为中心，形成了一个电势分布区域，离落地点越远，电流越分散，地面电势也越低），因为越靠近中心点，电势越高，跨步所形成的电势差即可造成触电（图 10－7）。造成触电后，应立即通知电力公司，在离伤者至少 20 米以外的距离等待切断电源后施救。如果你已处在此危险区域，切勿迈大步，可采取小步移动，或者单脚跳的方式脱离危险区域。

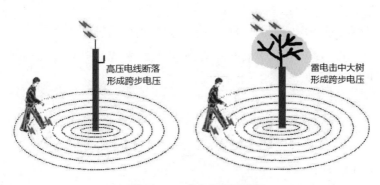

▲ 图 10－7　跨步电压示意图

　踩踏

踩踏事故，是指在聚众集会中，特别是在整个队伍产生拥挤移动时，有人意外跌倒后，后面不明真相的人群依然在前行，对跌倒的人产生踩踏、挤压。不明情况的人会惊慌失措、加剧拥挤，导致更多的人跌倒、被挤压，进而形成恶性循环的群体伤害事件（图 10－8）。

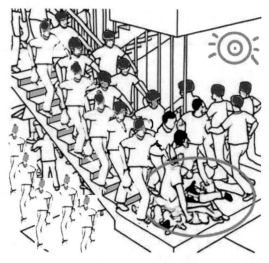

▲ 图 10‑8　踩踏事故示意图

1. 现场急救目的　自救互救，处理创伤，心肺复苏。

2. 主要类型　主要有挤压伤、创伤性窒息、创伤后应激障碍（PTSD）三种。

3. 现场急救方法

（1）尽量避开拥挤人群。

（2）避免摔倒，保持重心。抓住坚固固定物慢行或停住，待人群过后再离开。

（3）在拥挤人群中，左手握拳，右手握住左手手腕，双肘撑开平放胸前，形成一定空间保证呼吸（图 10‑9）。

（4）不慎倒地时（图 10‑10）：①设法靠近墙壁或在人流移动方向的侧面。②两手十指交叉相扣，护住后脑和颈部。③两肘向前，护住头部。④双膝尽量前屈，护住胸腔和腹腔重要脏器，侧躺在地。

（5）互救：①遵循先救重伤者、老人、儿童及妇女的原则。②有明显外伤、血流不止者要就地处理。③当发现伤者呼吸、心跳停止时，要尽快实施心肺复苏。

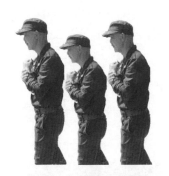

▲ 图 10 - 9　拥挤人群中保证
　　　　　呼吸空间

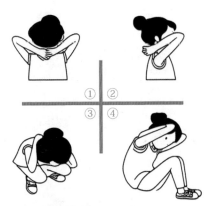

▲ 图 10 - 10　不慎倒地时的
　　　　　保护动作

四　异物入体

　　任何外来物体，无论大小，进入体内，都成为异物。这里讲述如何紧急处理异物进入眼睛、鼻孔、耳孔和皮肤等情况，也提供处理吞入异物的方法。至于异物进入尿道、阴道或肛门时，应尽快送院就医处理。

　　（1）如不清楚或不可能安全的去除异物时，应尽快就医。

　　（2）如异物可以去除，应安慰伤者。令他保持镇定，避免不必要的移动。

　　（3）去除异物后，如怀疑伤者有感染的风险，应尽快就医。

　　（一）异物入眼

　　常见的异物有沙尘、眼睫毛等，造成较严重伤害的异物可以是碎石、碎玻璃、碎金属物或腐蚀性液体等。

　　1. 现场急救目的　防止伤势恶化，寻求医疗救助。

　　2. 症状识别　眼痛、灼热感、流泪、眼睛发红、对光敏感、眼部感觉有异物、视力减退。

　　3. 可去除的异物　如沙、泥、尘或睫毛停留在眼球上，或藏在眼皮内部。

4. 现场急救方法

（1）先用肥皂和清水洗手，然后检查伤者的眼睛。

（2）把上眼皮轻轻拉起盖着下眼皮一会儿，利用下眼皮将藏在上眼皮的细小异物拨去。

（3）如果异物仍没有被去除，可尝试用温水冲走异物。

（4）如果异物仍在，可翻起上眼皮检查，可能的话以棉花棒或纱布的一角擦去异物（棉签辅助翻眼皮，图 10－11）。

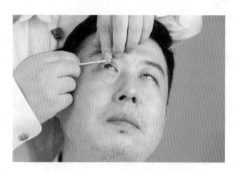

▲ 图 10－11　棉签辅助翻眼皮

（5）如上述方法仍未奏效，切勿再尝试处理。用敷料轻盖受伤眼睛，尽量不让异物再深入眼球。

（6）尽快就医，运送途中保持仰卧，可考虑使用担架转运。

（7）腐蚀性液体入眼，例如工业用的硫酸、家庭用的清洁剂、通渠水等。现场急救方法如下。

1）尽快用大量的水，如自来水、蒸馏水冲洗受伤的眼睛。

2）冲洗时不要让水溅及伤者未受伤的眼睛和急救员。

3）用敷料轻轻盖住受伤的眼睛。

4）尽快就医，眼科急诊就诊。

5. 注意　安慰伤者，勿让伤者擦眼或用力挤眼，以免加重异物损伤眼球。

（二）异物入鼻

通常发生在幼童身上。他们可能把细小的物体，如塑胶珠、橡皮擦或纽扣电池等塞入鼻孔。

1. 现场急救目的　尽快到耳鼻喉科急诊就诊。

2. 症状识别

（1）伤者用鼻孔呼吸时可能有异常声音，甚至不能用鼻子呼吸。

（2）鼻子红肿。

（3）如异物藏在鼻子内一段时间，鼻孔会流出有臭味或带有血丝的鼻涕。

3. 现场急救方法

（1）安抚患者，令他保持冷静，并用口呼吸。

（2）切勿尝试去除鼻内异物，因为往往会引起更大伤害，或把异物推到鼻孔深处。

（3）尽快就医，耳鼻喉科急诊就诊。

（三）异物入耳

异物入耳会阻塞耳道，影响听觉或令耳膜受损。好奇的儿童喜欢把物件塞到耳孔，成年人用棉花棒清洁耳孔后可能会留下棉花。此外，昆虫也可能飞入或爬入耳内。

1. 现场急救目的　防止耳膜受伤；尝试去除耳内昆虫；有异物卡在耳内时，应尽快到耳鼻喉科急诊就诊。

2. 症状识别　听力异常或下降，耳痛。

3. 现场急救方法（昆虫入耳或其他异物）

（1）安慰伤者，让他坐下。

（2）用手电筒照着耳道，吸引昆虫爬出来。

（3）如未能成功，小心地用食用油或大约 37 ℃的温水灌入伤者耳中，令昆虫有机会浮出来。

（4）如果上述方法无效，尽快就医，耳鼻喉科急诊就诊。

（5）为其他异物时，切勿尝试把异物去除，尽快到耳鼻喉科就诊。

（四）皮肤内的碎片类异物

细小的异物（如木屑或玻璃碎片）通常会造成轻微或完全不出血的小伤口。除非异物大部分突出皮肤外，不要尝试把它拔出来。碎片通常可使用镊子夹出。但如果碎片插入太深、插在关节上或者不容易去除的话，则应尽快就医。

1. 现场急救目的　去除碎片，降低感染风险。

2. 症状识别　皮内异物处有红肿热痛，伴或不伴有出血。

3. 现场急救方法

（1）以肥皂或清水清洗碎片周围的部位。

（2）尝试用清洁的镊子将碎片朝碎片插入相反的方向夹出。

（3）挤压伤口使伤口轻微流血，然后清洁伤口及贴上敷料。

（4）确定伤者曾注射破伤风疫苗仍然有效，如已过期或不确定，尽快就医，评估是否需要注射破伤风疫苗。

（5）如碎片不易拔出或折断，应尽快到创伤（骨）科急诊就诊。

4. 注意　不要尝试用尖锐物体（例如针、刀片）深入患处探寻碎片，这样有可能导致感染或异物加深。

（五）鱼钩

由于鱼钩上有倒钩，嵌入皮肤后会难以拔出，不应当尝试把鱼钩去除。

1. 现场急救目的

（1）如确定鱼钩的倒钩未进入皮肤，可尝试把它拔出。

（2）如倒钩已刺入皮肤，应寻求医疗援助。

2. 现场急救方法

（1）尽量在接近鱼钩处剪断鱼线。

（2）将倒钩未刺入皮肤的鱼钩拔出，并做轻微创伤处理。

（3）如倒钩已刺入皮肤，用软垫围着鱼钩，堆高至足以保护伤口中的鱼钩不承受压力。

（4）用绷带包扎，确保鱼钩不会进一步插入伤口。

（5）尽快到创伤（骨）科急诊就诊。

（六）吞入异物

儿童可能吞入一些小物体，如硬币、别针或纽扣等。成年人可能误吞入鸡骨、鱼骨或枣核等。尖锐的物件可能伤害消化道，细小圆滑的物件虽然不易造成损伤，却可能引起梗阻。

1. 现场急救目的　保持气道通畅，安慰患者，尽快就医。

2. 现场急救方法

（1）检查气道是否通畅，需要时处理梗阻。

（2）尽快到内科（内镜中心）或耳鼻喉科急诊就诊。

3. 注意　切勿给伤者饮食，有加重食管损伤或将异物带入食管壁更深处的风险。

五　烧伤与烫伤

烧伤是指经由热力、电流、化学物品、辐射等所导致的组织损伤。烫伤是指因热的液体造成的伤害，例如滚油、蒸汽、热水等。

1. 现场急救目的　离开热源，降低皮温，保护创面，紧急送院。

2. 症状识别

（1）有致伤因素：如火烧、触电、接触热油、热水等。

（2）受伤部位出现疼痛、灼热、红肿、水疱、变色（如发黄、发黑）等症状。

（3）以下情况一般当作严重烧（烫）伤处理，应尽快送院。

1）皮肤发黑或呈蜡白色，痛觉消失。

2）烧（烫）伤部位在面部、手掌、脚掌及生殖器官处。

3）烧（烫）伤面积超过 10%（每侧上肢 9%，每侧下肢 23%，头部 9%，前部躯干 13%，后部躯干 13%，生殖器部位 1%）（图 10 - 12，九分法）。

4）吸入浓烟或热气导致气道烧伤。

5）老人、儿童或慢性病患者。

6）因化学品或触电而导致的烧伤。

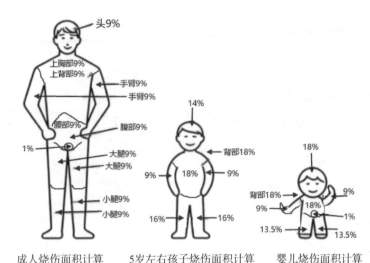

| 成人烧伤面积计算 | 5岁左右孩子烧伤面积计算 | 婴儿烧伤面积计算 |

▲ **图 10-12　九分法**

3. 现场急救方法(冲、脱、泡、盖、送)

（1）脱离热源，防止继续烧伤或烫伤。

（2）评估病情，检查呼吸、脉搏、烧伤面积和严重程度等。及时清除气道分泌物，保持气道通畅（面部烧伤者多数有气道烧伤，要引起注意），心搏骤停时要进行心肺复苏。

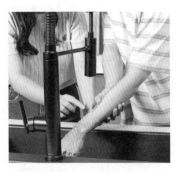

▲ **图 10-13　冷水冲洗**

（3）冲：立即用冷水冲洗或浸泡伤口 10 分钟以上，直至疼痛和灼热感消失（图 10-13）。躯干及其他部位可用湿毛巾冷敷。

（4）脱：小心清除伤口衣物或佩戴物，可用剪刀剪开，避免暴力撕扯。

（5）泡：对于疼痛明显者可持续浸泡在冷水中 30 分钟以上。

（6）盖：用敷料或干净布遮盖

伤处,注意避免胶布粘连伤口。也可用干净的保鲜膜作为敷料(图10-14)。

(7) 送:拨打"120"电话呼救。

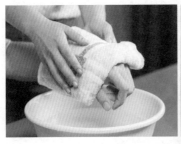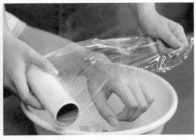

▲ 图 10-14　毛巾或保鲜膜覆盖

4. 注意　不要随意涂抹烫伤药膏或其他油剂。不可挤破水疱,破皮后不要剪掉表皮。

 化学品烧伤

化学品烧伤是一类由接触酸、碱或有机化合物等腐蚀性化学物质(如盐酸、硫酸、石灰、氨水、消毒液、干燥剂等)导致的特殊类型的烧伤,其损伤程度往往比普通烧烫伤更严重。

1. 现场急救目的　停止接触,减轻损伤,紧急送医。

2. 症状识别

(1) 烧伤前曾接触某种腐蚀性化学物质。

(2) 接触部位出现疼痛、灼热、红肿、结痂、水疱、变色等症状。

(3) 可能伴有呼吸困难、发热、昏迷等症状。

3. 现场急救方法

(1) 远离导致损伤的化学品。

(2) 清除身上残留的致伤化学品,脱去所有可能沾有该物质的衣物。

(3) 立刻用大量清水持续冲洗受伤部位(30分钟～2小时)。

（4）冲洗的同时拨打"120"电话呼救。

4. 注意

（1）冲洗时要用流动水持续冲洗，不应在盆、浴缸等器具内浸泡。

（2）冲洗时尽量让受伤部位在最低处，避免污水流到或溅到身体其他部位。

（3）送医前尽量明确所接触化学品的名称、成分及浓度等信息。

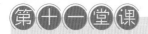

动物伤害

动物伤害主要见于动物咬伤、昆虫咬伤或蜇伤、海洋生物蜇伤。针对动物伤害：预防伤害为第一（做好预防工作），识别动物为第二（建立快速准确的诊断），尽早冲洗为第三（进行高效可行的治疗），提高救治水平是保障（消除致病力）。早期伤口冲洗、积极止血、预防感染及注射疫苗预防是关键，预防破伤风，积极治疗过敏性休克并对症处理。

 猫狗咬伤

一般动物的牙齿没有毒液，但是动物口腔中往往富含细菌、病毒等致病微生物，可能对伤口组织造成感染。某些哺乳动物，例如狗、猫、野猪、猴子等可能携带狂犬病毒，导致狂犬病的发生。狂犬病毒潜伏期平均为 2 个月，少数可能超过 1 年甚至更长。一旦感染致病，死亡率接近 100％，因此正确处理十分重要。

1. 现场急救目的　清洗伤口，防止感染，及早送院。

2. 症状识别

（1）伤口可能有齿印或留有部分动物牙齿。

（2）伤口可能撕裂导致不规则或严重出血。

（3）伤口可能有组织缺损、丢失。

3. 现场急救方法

（1）急救员确保自身安全，确定咬人的动物已受到控制或离开。

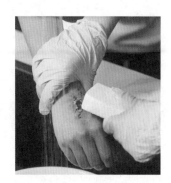

▲ 图 11-1　肥皂水冲洗

（2）用清水和肥皂冲洗伤口（图 11-1），并覆盖敷料加压包扎。

（3）被咬掉的皮肤组织切勿丢弃，需送医院由医生处理。

（4）辨别动物种类及是否处于发病状态，了解是否有人饲养并有正常免疫接种。

（5）如捕获该动物应交由相关部门处理。

二　蛇咬伤

蛇咬伤经常在山区或其他蛇类出没的地方，无毒蛇咬伤只需按照一般伤口处理就可以了，但是如果是毒蛇咬伤，就要注意小心处理。

1. 现场急救目的

（1）早期结扎，减少毒素扩散。

（2）挤压排毒，减缓吸收。

（3）快速送院。

2. 症状识别

（1）伤口多见一对齿孔（图 11-2）。

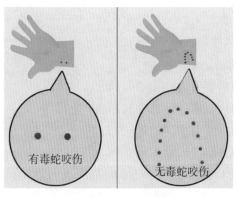

有毒蛇咬伤　　　无毒蛇咬伤

▲ 图 11-2　蛇咬伤伤口

（2）伤口立即剧痛，十几分钟后会迅速肿胀。

（3）伤口周围有麻木感，可呈现紫黑色。

（4）伤者可能感觉头晕、恶心，出现呕吐、视线模糊、发热寒战等。

（5）重者可感到呼吸困难甚至休克。

3. 现场急救方法

（1）保持安静卧位，固定伤肢限制活动，保持伤肢位置低于心脏平面以延缓毒素吸收。

（2）立即使用弹性绷带或其他布带，在距离咬伤处近心端2～10厘米处结扎。绷带的松紧度以能放入一至两指为宜，伤处以下的动脉搏动应能触及。每隔半小时解开放松一分钟左右，同时露出手指或脚趾，以观察血液循环状况。

（3）用肥皂水或双氧水清洗伤口后，尽量把伤口处的血液挤出。

（4）安排紧急送至有抗蛇毒血清的医院治疗。

（5）途中可用蛇药（南通季德胜蛇药）口服，首次20片，以后每6小时10片。或将蛇药用温水溶成糊状涂于伤口四周，切勿涂在伤口内。

（6）记录伤者被咬的时间，以便医护人员判断中毒程度。

（7）捕获或打死的蛇，应将其一并送到医院辨认对症治疗。

4. 注意　切勿切开伤口，切勿绑扎过紧，切勿用口吸出毒液。

三　昆虫咬伤或蜇伤

昆虫咬伤或蜇伤通常不会有严重后果，但有些人对昆虫的毒液会产生过敏反应、过敏性休克甚至窒息，所以需要引起重视。常见的有蜂类蜇伤、蜈蚣咬伤、蝎子蜇伤等。

1. 现场急救目的　减轻疼痛，注意观察，有过敏症状需及时就医。

2. 症状识别

（1）伤口疼痛，红肿，或出现水疱（图 11-3）。

（2）伤口可能留有蜇刺。

（3）皮肤出现过敏性红疹。

（4）严重过敏者可出现胸闷、呼吸急促甚至窒息。

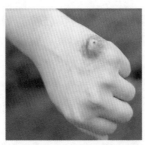
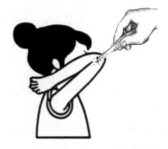

▲ 图 11-3　昆虫蜇伤伤口　　▲ 图 11-4　镊子拔除蜇刺

3. 现场急救方法

（1）脱离危险环境，做好防护。

（2）用肥皂水或清水清洗伤口。

（3）用镊子拔除蜇刺，避免挤压毒囊（图 11-4）。

（4）用冷敷的方法减轻肿胀疼痛，并抬高伤处。

（5）初步处理后可到医院进一步处理，如出现过敏反应，应立即就医。

（四）海洋生物蜇伤

常见的有水母、海葵等生物的刺细胞所致伤。

1. 现场急救目的　减轻疼痛，监测生命体征（血压、心率、呼吸等），及早就医。

2. 症状识别（图 11-5）

（1）蜇伤部位即刻产生刺痛、剧烈灼痛和瘙痒。

（2）局部红肿，出现线状红疹，可能有皮肤破损。

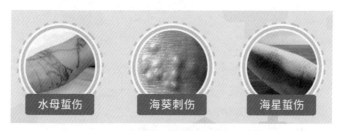

水母蜇伤　　海葵刺伤　　海星蜇伤

▲ 图 11-5　海洋生物蜇伤

（3）症状加剧时，红疹会逐渐增大形成水疱并破裂。

（4）毒素可能导致肌肉关节疼痛，并有头痛、发热、腹痛等。

（5）严重者出现意识不清、呼吸困难、休克甚至死亡。

3. 现场急救方法

（1）迅速脱离危险水域，用海水、盐水或醋清洗伤口，冲走刺细胞。

（2）救护者戴好橡胶手套或用镊子小心去除触手。

（3）用爽身粉或剃须膏涂抹伤口令刺细胞粘连，之后用汤匙或刀柄平行刮除残留的刺细胞。随后，用热水浸泡或热敷伤口30～90分钟或至疼痛消失。

（4）再次用盐水或海水清洗一次后包扎。可用冰敷减轻疼痛。

（5）观察患者的生命体征，发现胸闷、心率加快、呼吸困难等危象，要及早就医。

4. 注意

（1）不要搓揉或用清水冲洗伤口，以免刺激残留的刺细胞释放毒素，加重伤情。

（2）不要用干沙搓揉伤口加重伤势。

五　海洋生物刺伤

会导致刺伤的常见海洋生物有海胆、狮子鱼、魔鬼鱼等。

1. 现场急救目的 去除毒素,预防感染,刺伤严重要及时就医。

2. 症状识别

（1）刺伤部位即刻出现剧痛并持续数小时,伤口红肿。

（2）恶心、呕吐、眩晕、出汗。

（3）伤口可能大量出血。

（4）可出现水疱,有断刺残留时易受感染。

（5）毒素可致肢体麻痹、肌肉无力、腹痛、腹泻等。

（6）严重者会出现抽搐、呼吸困难、休克甚至死亡。

3. 现场急救方法

（1）用盐水或肥皂水冲洗伤口,去除毒素。

（2）小心地去除残留的断刺。

（3）即刻用热水浸泡或热敷伤口 30～90 分钟或至疼痛消失。如刺伤时间较长或伤口明显肿胀、伤口感染等情况,不宜热水浸泡。

（4）抬高伤肢,保持创面干燥,防止感染。

（5）如出现其他不适要尽快去医院进行治疗。

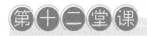

第十二堂课

灾害应急

一 火灾

火灾是指在一定空间范围内物质失去控制后燃烧所造成的灾害。引起火灾的原因极多,发生火灾后往往造成巨大人员财产损失(图 12-1)。火灾等级一般分为:特别重大火灾、重大火灾、较大火灾和一般火灾四个等级。合理的逃生方式与急救方法能挽救更多人的生命。

1. 现场急救目的 保护气道,避免烧伤。

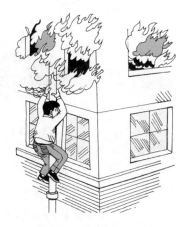

▲ 图 12-1 火灾现场图

2. 致伤致死原因 火灾中产生的高温、高热及次生灾害,可以致人死伤、残障和心理创伤,尤其是呼吸道吸入烟雾导致呼吸道灼伤、中毒乃至窒息是火灾致死的主要原因。

(1) 吸入有毒烟雾:此类在死亡患者中比例高达 65%～80%。

(2) 呼吸道烧伤窒息:吸入高热气体造成的呼吸道烧伤,会导致气道水肿进而阻塞气管,造成窒息,这也是火灾死亡的主要原因之一。

(3) 直接被火烧伤或烧死:约有 26% 的死者是直接被火烧死的。

（4）跳楼摔死：不当的逃生方式如慌忙跳楼造成的伤亡。

（5）踩踏：人群聚集的公共场所发生火灾时，由于秩序混乱造成踩踏死伤。

3. 紧急逃生方法

（1）火灾已造成大量烟雾时，逃生者可用湿毛巾捂住口鼻，使头部贴近地面弯腰奔跑或快速爬行，尽快脱离险境。注意不要在火场中大声呼喊以免灼伤呼吸道（图12-2）。

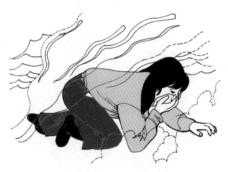

▲ 图12-2 火灾逃生

（2）用浸湿的衣物、毛毯或被褥包裹身体，泼水降温，注意不要用尼龙纤维等易燃织物作为覆盖物。

（3）大火已烧到门口时，注意不要开门，应设法堵塞门缝，从窗户或阳台扔出醒目的、声响大的物品，如脸盆或挥动鲜艳颜色的布头等呼救。

（4）可寻找窗外下水管道，或利用床单自制绳子下滑。注意千万不要跳楼逃生。

（5）如果身上衣物着火，应就地打滚或用厚的湿衣物覆盖以压灭火焰。

（6）如有干粉灭火器，应嘱伤者自行遮掩口鼻和眼睛后喷洒着火部位。如果只有二氧化碳灭火器可以使用，则应避免喷射伤者面部和没有着火的部位。

4. 现场急救方法

（1）现场急救方法同第十堂课"五、烧伤与烫伤"部分（本书第154～155页）。

（2）严重烧伤的伤员容易发生休克，并会自觉口渴。切勿给其喂水造成意外窒息，可用水湿润口腔和嘴唇。

 地震

地震是世界上较严重的自然灾害之一，大地震的持续时间往往只有几十秒钟，短时间内就会严重破坏公共设施。如果发生在城市等人口聚集地区，往往会造成极大的人员伤亡。近百年来，世界范围内因地震造成的死亡人数近 250 万人，占各种自然灾害死亡人数的 58%，而受伤的人数更是死亡人数的 3 倍。

（一）避险常识

1. 口诀为"小震不要跑，大震跑不了"。如果在室内，寻找"地震活命三角区"。

（1）如果在室内收到地震警报或发现异常的光亮和震动时，应保持冷静，观察周围环境选择就地避险还是尽快撤离。

（2）寻找"地震活命三角区"：如果已有强烈震感时，应就地选择最近的安全地点暂时躲避。如坚固的家具旁形成的三角空间、承重墙的墙角，跨度小的房间如厕所、厨房等。蜷曲身体坐下或侧躺，注意保护头部，等震感完全消失后再撤离（图 12-3）。

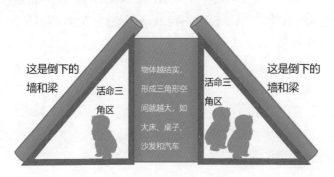

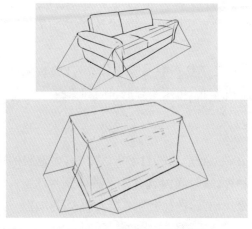

▲ 图 12‑3　地震活命三角区

2. 牢记"伏地、遮挡、手抓牢",如果在室外,撤离到空旷地带。

（1）"伏地、遮挡、手抓牢"：通常中等以下地震造成的人员伤亡主要是掉落的或翻倒的各种家具、玻璃和吊灯造成的损伤,而非房屋倒塌。因此,及时地趴在地上,寻找遮挡物保护头部,抓住床脚避免身体移动也是比较可靠的减少伤害的方法。

（2）切勿使用电梯逃生。

（3）如果在室外,远离高大建筑物、间距狭小的楼房、大树、电线电缆、悬崖峭壁、河道,在海边时应迅速向高处转移。

（4）如果你在行驶的车上,应在确保安全的前提下靠边停车,下车避险。如果车辆靠近建筑物或高架道路,应紧贴车身坐下或侧躺蜷缩身体,保护头部避险。

（二）学生避险

1. 学生在上课时遭遇强烈地震时,应就地避险,遵循"伏地、遮挡、手抓牢"（图 12‑4）的原则,可选择躲在课桌下（课桌足够坚固）,或者蜷缩身体紧靠坐下或侧躺在课桌旁的安全三角区域,用书本或双手抱头保护头部,等待震感消失后再有序撤离。

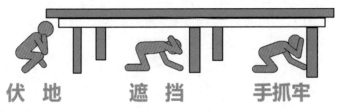

伏 地　　　遮 挡　　　手抓牢

▲ 图 12‑4　有序撤离

2. 在两次震感之间的间歇期有序地撤离到空旷地带。

3. 逃生时弯腰,用手臂捂住口鼻,保护头部,沿走廊和楼道靠墙一侧迅速撤离,注意防止踩踏。

4. 到达空旷安全地带后切勿返回取物,因为可能发生余震。

(三) 自救和现场急救方法

1. 现场急救目的　针对地震产生的伤害进行现场急救。

2. 救人原则　遵循先近后远、先救人后埋尸体、先易后难、先浅后深、先救命后救人、先排险后施救的原则。

3. 地震可能造成创伤、烧伤,急救方法也可参照其他相关章节。

(1) 注意排除隐患,设法切断燃气和电源。

(2) 如果被困废墟下,切勿点火;不要向周围移动扬起灰尘;用手帕或布遮住口鼻;不要喊叫,应敲击附近管道、墙壁或吹哨子求救。

(3) 积蓄水源节省使用,只能润唇、小饮,不可大口畅饮。

(4) 巩固生存空间,利用周围的砖块顶住头上的屋顶,设法用棍子捅出气孔,防止窒息。

(5) 创造逃生条件,在废墟下,只要能动,应设法钻出去。注意利用挖掘工具并要学会选择逃生方向。通常能看到光线,听到声音,感觉到风大的方向距离较近。

(6) 救人时,应注意被困人员的呼喊、呻吟和敲击声。注意不可用利器刨挖,以免伤人。伤员被埋时,应先暴露其头部,清除口鼻异物,保持气道通畅。如果一时无法解救,应为其提供水和食物,保持其体力,以应对长时间的救援。

(7) 长时间被重物压迫身体的伤者,切勿立即移去重物,应在充分补液的情况下再行解救。

(8) 被解救的伤者应紧密监测其生命体征和伤情,立即止血和处理创伤。严重的伤员如非必要,不要轻易移动,必要时进行心肺复苏,注意给伤者保暖。

(9) 搬运时,注意保护伤者脊椎,避免二次损伤造成瘫痪。

 三 水灾

水灾(图12-5)是我国最频繁的自然灾害之一,来势凶、速度快、覆盖面大。

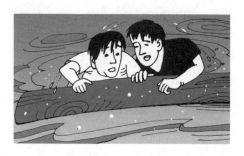

▲ 图12-5 水灾

(一) 主要危害

1. 淹溺 洪水发生时,由于水面宽阔、水流急、浪头大,瞬间可造成很多人淹溺。

2. 砸伤、挤压伤 水灾往往伴随着房屋倒塌,造成重物砸落和人员被挤压的严重后果。这些严重的创伤不仅可能导致休克,还会增加伤口感染的风险。

3. 皮肤疾病与感染 由于受灾者和救援人员长时间在水中

168

浸泡,可能患上烂足病、皮肤病和各种皮肤感染。

4. 中暑 天气炎热情况下,水灾中的受灾者和救援人员很容易受到高温影响,造成中暑。

5. 疫病的流行 水灾后,一些传染病和寄生虫病,如痢疾、肝炎、霍乱、血吸虫病等,容易在受灾地区流行。

(二) 自救互救

1. 现场急救目的 脱离危险环境,救治溺水与创伤,注意防疫。

2. 迅速转移 一旦水灾发生,应迅速转移到高处或安全地带。避免涉水行走,以免被洪水冲走或触电。

3. 保持联系 尽量保持与外界的联系,通过手机、广播等渠道了解救援信息。如果无法联系到外界,可以利用手电筒、哨子等工具发出求救信号。

(1) 溺水急救:如发现溺水者,应迅速将其救上岸。评估溺水者的状态,如有呼吸和脉搏,则注意保暖并等待救援;如无反应、无呼吸,则立即进行心肺复苏,并持续至患者恢复呼吸或急救人员到达。

(2) 触电急救:在水灾中,触电风险增大。如发现触电者,切勿直接用手触摸,应使用绝缘材料将触电者与电源分离,并进行急救。

(3) 创伤急救:水灾造成的各种创伤,按外伤救护原则处理,避免二次损伤。

(4) 避免次生灾害:水灾可能引发泥石流、山体滑坡等次生灾害。在避难过程中,要注意观察周围环境,避免进入危险区域。

(三) 灾后安全与防疫

1. 检查安全 在水灾过后,首先要检查住所和周围环境的安全状况,确保没有安全隐患。

2. 防疫消毒 对住所和周围环境进行彻底消毒,防止病菌滋生和传播。

四 雷电

在雷阵雨时，带有电的云接近地面，当它与地面异性电之间形成足够大的电位差时，就可发生剧烈的放电现象。此时看到的火花是闪电，听到的声音是雷声，这种自然现象俗称为雷电。

（一）雷电的危害

打雷时电流通过人、畜、树木、建筑物等造成杀伤或破坏称之为雷击。雷电对人体的伤害主要表现在两个方面：一是电流通过心脏，引起心室颤动，致使心跳停搏，并使呼吸麻痹；二是电能转变成光和热效应，使人体皮肤烧伤，可深达肌肉、骨骼，甚至引起骨折和组织坏死。

1. 闪电放出巨大火花，使空气超热，引起烧伤。

2. 遭雷电击中后，轻者表现为惊吓、面色苍白、心悸、四肢软弱，全身无力。

3. 重者可出现休克、抽搐、强直性肌肉收缩，还可因呼吸肌痉挛而发出尖叫声，并有心律失常，然后心跳、呼吸停止。

4. 极重者心跳、呼吸立即停止。

（二）现场急救

1. 现场急救目的　抚慰情绪，处理心律失常，处理创伤。

2. 症状轻者，给予精神安慰，并移至通风处，松解衣物，让病人深呼吸。

3. 对严重电击可能导致心律失常者，获取附近的 AED，发生心搏骤停时立即使用。

4. 心跳、呼吸微弱或已停止者，应立即进行心肺复苏。

5. 雷击造成的烧伤、出血或骨折者，应给予止血、包扎、固定等处理。

6. 立刻拨打"120"电话求助。

（三）注意事项

1. 如在暴雨中遭雷击,应立即将其移至室内抢救,以免遭到第二次雷击。

2. 若雷击造成高压电线落地,可能在距落地处 20 米内仍有电流,应在切断电源后才能进入救人。详见触电章节"跨步电压"避险(本书第 147 页)。

（四）预防措施

1. 建筑物防雷　建筑物上应装设避雷装置,包括避雷针、避雷带和笼式避雷网等,以拦截闪电,防止直击雷对建筑物的损害。

2. 避免危险区域　在雷雨天气时,人们应尽量避免靠近高压变电室、高压电线和孤立的高楼、烟囱、电杆、大树、旗杆等地方。不要站在空旷的高地上或大树下躲雨,尤其是在山顶或高丘地带,这些地方更容易受到雷击。

3. 注意个人防护　雷雨天气时,应避免使用有金属立柱的雨伞,不要使用金属工具,如铁撬棒等。不要穿潮湿的衣服靠近或站在露天金属商品的货垛上。在户内应离开照明线、电话线、电视天线等线路,以防雷电侵入造成伤害。同时,不要触摸和接近避雷装置的接地导线。

4. 电子设备使用注意事项　雷雨天气时,不要在开阔地或高山顶上开手机或打电话,因为手机等电子设备在雷电天气中可能引来雷击。

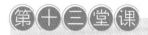

第十三堂课

急救搬运

一 伤者搬运原则

搬运是指急救人员徒手或者利用器材将患者从事发现场搬至安全区域的转运过程。现场急救时,一般就地抢救,不要轻易搬动患者。当环境不安全,或者需要转运至担架、门板、救护车上时,需要搬动患者。

1. 正确搬运 搬运是一项重要的急救技术,搬运的方法是否正确,对患者的抢救、治疗和预后都是至关重要的。特别是某些病情严重的患者,如脊髓损伤患者,搬运不当可能造成患者瘫痪甚至死亡。

2. 搬运方法 急救搬运的方法有很多种,施救者在选择时,应根据患者的病情、可用的资源,来选择合适的搬运方法。

3. 搬运要求 搬运最基本的要求是不能加重患者的病情。如果施救者不能确定,请等待专业急救人员到来再搬运。

4. 注意 搬运时,应注意以下几点。

(1)搬运前,应先进行身体检查,并对病情进行适当的救治,再选择合适的搬运方法进行搬运。搬运时应保持腰部挺直,用下肢起立。切勿弯腰起身,这容易导致腰肌损伤(图 13-1)。

(2)搬运时动作应该轻、稳,避免生硬、暴力拉、拽、拖、扯等动作,确保患者安全、舒适。

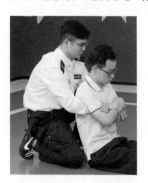

▲ 图 13-1 搬运姿势

（3）多人搬运时应该指定一人发令，其他人听指令同时行动，保持行动有序、一致。

（4）平地搬运时，患者头部在后，脚部在前。向高处搬运时，患者头部在前，脚部在后，保持水平。向低处搬运时相反。

（5）搬运过程中，行走在后的施救者应该密切观察患者病情变化，要询问伤员的感受。如出现心搏骤停、大出血、气道梗阻等病情危重的情况，应立即停止搬运，就地抢救。

 患者体位

现场急救时，根据患者的病情，施救者要将患者置于合适的体位。患者体位的选择要符合以下三个要求：①要有利于施救者进行急救操作。②要避免加重患者的病情。③要使患者感到舒适，有利于减轻病情。

1. 端坐位　患者坐于床边、椅子或者其他支撑物上，双腿下垂（图13-2）。这种体位常用于神志清楚的急性心力衰竭、严重的支气管哮喘发作、呼吸困难患者。患者常表现为突然喘憋、嘴唇发绀、咳泡沫血痰。

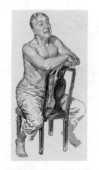

▲ 图13-2　端坐位

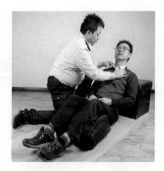

▲ 图13-3　半卧位

2. 半卧位　患者仰卧后，用多个枕头、被子等物将患者上半身支起，膝下再垫一个小枕头防止患者下滑（图13-3）。这种体位有利于腹部肌肉松弛,使呼吸更顺畅,常用于胸部外伤、腹部外伤、呼吸困难但神志清楚的患者。

3. 去枕仰卧位　患者平躺仰卧在平硬物体表面上,上肢伸直贴近身体,下肢自然伸直,头部不垫枕头(图13-4)。心肺复苏时,要将患者置于这种体位。

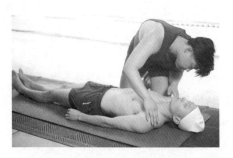

▲ 图13-4　去枕仰卧位

4. 侧卧位　也叫复原卧位、恢复体位。患者侧卧,头部不垫枕头(图13-5)。这种体位常用于无脊柱伤、有呼吸、有脉搏的昏迷患者。心肺复苏成功后,也可将患者置于这种体位。

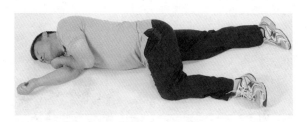

▲ 图13-5　侧卧位

 徒手搬运

(一) 单人徒手搬运法

1. 扶行法　适用于意识清醒且能够行走的伤者(图13-6)。

急救员一手绕过伤者身后抓住伤者裤带,伤者健侧上肢绕过急救员颈部。急救员另一只手紧握伤者手或手腕,行进时两人内侧腿同时前进,伤肢着地时急救员上提伤者裤带。也可双人于两侧共同搀扶行走。

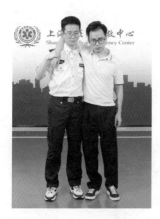 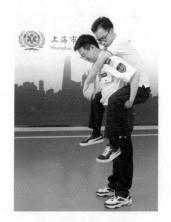

▲ 图 13 - 6　扶行法　　　　▲ 图 13 - 7　背负法

2. 背负法　适用于意识清醒且可站立,但不能行走、体重较轻的伤者(图 13 - 7)。急救员背向伤者蹲下,伤者双臂环抱急救员脖子,双手腕紧握,急救员双臂分别环绕伤者双下肢,同时紧握自己的腰带,腰部挺直缓慢站立。

3. 手抱法　适用于不能行走、体重较轻的伤者(图 13 - 8)。急救员靠近伤者蹲下,一手臂从伤者腋下绕过肩背至对侧腋下,环抱身体,另一只手环抱伤者双膝关节,缓慢站立。

4. 肩负法　适用于不能行走、体重较重的伤者(图 13 - 9)。将伤者一上肢搭于急救员肩上,同时急救员一手紧握其上肢;另一只手抱住伤者腰部,将躯干绕急救员颈背部。再环抱伤者一下肢,手掌托伤者臀部,缓慢站立。

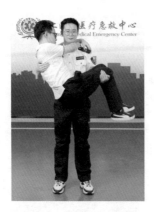

▲ 图 13-8　手抱法

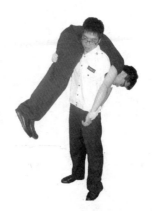

▲ 图 13-9　肩负法

5. 拖运法　适用于意识不清且急救员无足够能力搬运的伤者(图 13-10)。将伤者双臂交叉至于胸前,急救员在伤者身后,双手穿过伤者腋下,紧握手腕和前臂,用力向后拖行。或者抓住伤者衣领,用力向后拖行。

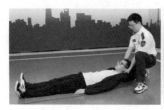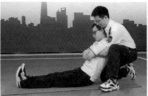

▲ 图 13-10　拖运法

(二) 双人徒手搬运法

1. 前后扶持法　适用于肩部、上肢和下肢未受伤的伤者(图 13-11)。将伤者双臂交叉至于胸前,一名急救员蹲在伤者身后,双手穿过伤者腋下,紧握手腕和前臂;另一名急救员蹲在伤者腿部将双脚叠放,并双手紧握脚踝部,两名急

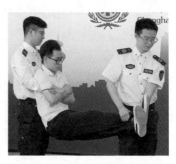

▲ 图 13-11　前后扶持法

救员同时缓慢抬起。

 2. 双手座式 适用于意识清醒、上肢受伤且无力行走的伤者（图 13 - 12）。两名急救员各站在伤者一旁，各伸一手在伤者背后交叉，抓住伤者裤带；另一只手在伤者膝关节处互扣手腕。急救员将身体尽量贴近伤者，腰部挺直缓慢站立，同时迈外侧脚。

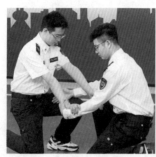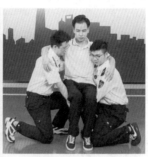

▲ 图 13 - 12 双手座式

 3. 四手座式 适用于意识清醒且无力行走的伤者（图 13 - 12）。两名急救员各站在伤者一旁，在伤者背后各自用右手紧握左腕，再用左手紧握对方右腕。伤者双手绕过急救员颈部、紧搭肩部，坐在手座上，急救员将身体贴近伤者，腰部挺直缓慢站立，同时迈外侧脚。

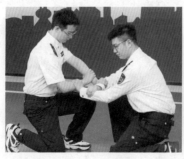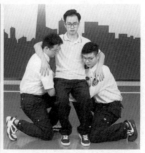

▲ 图 13 - 13 四手座式

（三）三人或多人徒手搬运法

适用于不能行走,需要转移到担架上的伤者(一般没有脊柱损伤)(图 13 – 14)。需要 3～4 名急救员,一人托住伤者的头颈部、肩背部,另外的人用手臂托住伤者腰部、臀部、下肢。几人同时将患者抬起,轻放置于担架上。注意:抬抱前需评估伤者是否有脊柱损伤,评估伤者体重及搬抬人员的数量和能力。避免勉强为之,造成伤者跌落二次损伤。

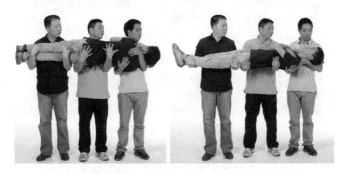

▲ 图 13 – 14　三人徒手搬运

四　器材搬运

这是指用铲式担架、脊柱板、脊柱夹板等搬运器械或者就地利用床单、被套、椅子、木板等作为搬运工具的一种搬运方法。颈椎损伤患者需用脊柱板和颈托配合进行固定搬运。

1. 三人担架搬运法　适用于高空坠落、怀疑脊柱损伤的患者(图 13 – 15)。

(1) 按照"整体同轴转身"的原则,一人双手固定头颈部,另外两人抓住患者的身体肩部、髋部、膝部或脚踝位置,并寻机将脊柱担架斜插垫在伤者身后。维持伤者中立位置慢慢放平至地面,然后调整伤者头部位置于脊柱担架的顶部,系好约束带固定伤者全身。

（2）三名施救者分别站在担架两端，选定有经验者指挥，靠近担架侧的膝竖立。

（3）一名施救者指挥，另外两名施救者同时抬起担架。

（4）行走时步调要一致。放下时，应同时立定、同时放下，放下时靠近担架的膝竖立。

2. 注意事项　搬运时应注意姿势，始终保持头颈和腰部挺直，下蹲后利用腿部力量站起，以防止扭伤腰部。担架保持脚步向前的方向，由头部救助者指挥前进，并注意观察患者生命体征变化。

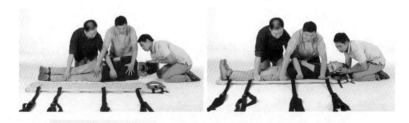

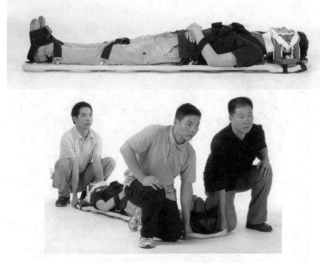

▲ 图 13 - 15　三人脊柱板搬运

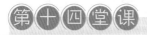

急救用品

一 **急救物品示例（家庭急救箱配置参考）**

  所有工作场所、休闲中心、家庭和汽车内都应配备急救箱。急救箱应放置在干燥、显眼的位置，不应上锁，箱面要有明显的标识。不同场所的急救箱内应配置适合本场所的急救用品，且应指派专人负责定期检查及补充箱内的急救用品并更换过期的急救用品。

  家庭常用急救用品见图 14-1。

  （1）敷料：敷料包、纱布敷料、自粘性敷料或创可贴。

  （2）绷带：普通绷带、弹力绷带、自粘性绷带。

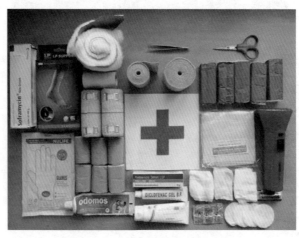

▲ 图 14-1　家庭急救箱基本物品参考

（3）三角巾。

（4）防护用品：一次性手套、保护性面罩。

（5）其他用品：清洁湿巾、自粘性胶带、剪刀、镊子、消毒洗手液、保温毯、手电筒、口哨等。

 冷敷

冷敷可以减轻诸如撞伤、扭伤之类的肿胀和疼痛。方法有两种：冷垫和冰袋。冷垫是指用冷水将敷料蘸湿，冰袋可用于干布包上冰块（或冷冻豆子或其他小型蔬菜）制成。需要注意的是：务必将冰袋用布包上，防止冻伤。每次冷敷不要超过 10 分钟。

1. 冷垫

（1）将干净的绒布或毛巾浸入冷水里。稍稍拧干，折叠，将其紧贴住伤处。

（2）间隔几分钟再将冷垫浸凉，伤处至少敷 10 分钟。

2. 冷袋

（1）用塑料袋盛上一些冰块或碎冰，也可用一袋冷冻蔬菜，再用干布裹上塑料袋做成冰袋。

（2）将冰袋紧贴伤处，冷敷 10 分钟，根据需要向冰袋里加冰（图 14 - 2）。

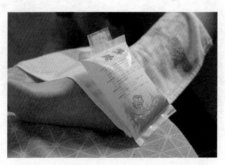

▲ 图 14 - 2　冰袋

敷料的使用原则

正确使用敷料需遵循以下原则,可防止和伤员交叉感染(图14-3)。

1. 只要有条件,在处理任何敷料前务必戴一次性手套。

2. 用大于伤口边缘的敷料覆盖伤口。

3. 拿住敷料的边缘,手指不要触碰伤口。

4. 将敷料直接放置在伤口上,不要从一侧移过去。

5. 如果敷料移位,直接丢弃并更换。

6. 如果只有一块无菌敷料,直接盖在伤口上,再把其他清洁布料放在敷料上面。

7. 如果血渗透了敷料,不要直接丢弃,而应把其他敷料放在上面。如果血液将第二块敷料也渗透了,则丢弃第二块敷料,换一块新的敷料。务必在出血点上加压。

8. 处理完伤口后,将手套、用过的敷料和污染的物品丢在合适的塑料袋内,如黄色生物危害袋。处理完成所有污染物品后再脱下一次性手套并扔进袋内。

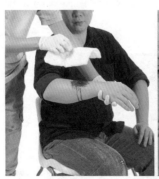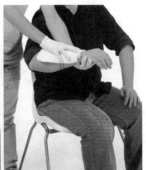

▲ 图 14-3　敷料使用方法

四 绷带的使用方法

1. 绷带的基本用法

（1）缠绕绷带之前安抚伤员，向伤员解释你正在做什么。

（2）帮助伤员以舒服的体位坐下或躺下。处理受伤部位时，让伤员本人或助手帮助支撑。

（3）受伤部位覆盖大于伤口的无菌敷料，再选择适当宽度的绷带。

（4）握紧绷带头端，带卷向上，使绷带外面贴于敷料上。每次拉开数厘米贴紧皮肤缠绕，注意不要掉落。

（5）包扎的方向一般由内而外，由下而上，保持平稳压力逐圈覆盖缠绕。

（6）在伤肢的外侧固定或打结。手指和脚趾尽量露出来，以便检查血液循环。

（7）固定后，每 10 分钟复查一次绷带远端肢体的血液循环。

（8）注意：如果出现指/趾青紫，表示肢体缺血严重，应谨慎放松绷带，观察血液循环恢复情况。但切勿松解绷带，造成止血失败，加重出血。

2. 常用的绷带包扎方法　包括螺旋形、人字形、"8"字形包扎法。

（1）螺旋形包扎

1）适用于：上、下肢长骨的外伤。

2）方法：先在伤口敷料下缘用绷带环绕两圈做固定圈。按照由下往上、由内到外的原则，斜向上缠绕，每缠一圈覆盖前一圈的 2/3，外露 1/3，至敷料完全覆盖。再缠绕两圈，最后拉出 10～15 cm 绷带剪断，再正中剪开打结固定（图 14-4）。

（2）"人"字包扎法

1）适用于：肘膝关节、足跟及附近部位外伤。

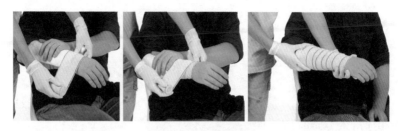

▲ 图 14-4　螺旋形包扎

2）方法：先将绷带一端在伤处的敷料环绕两圈做固定圈，斜向上缠绕覆盖固定圈的上 1/3，斜向下缠绕覆盖固定圈的下 1/3。再斜向上缠绕覆盖第二圈的 2/3，之后斜向下缠绕覆盖第二圈的 2/3。最后这样反复缠绕 7～8 圈，直到敷料完全覆盖后，在上臂、大腿或小腿缠绕两圈后打结固定（图 14-5）。

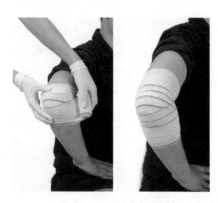

▲ 图 14-5　"人"字形包扎

（3）"8"字包扎法

1）适用于：手部、足背部及足底外伤。

2）方法：先将绷带一端在伤处的敷料上缘环绕两圈做固定圈，斜向下绕至远端在四指（趾）缠绕两圈，绷带下缘正好露出第五指（趾）。再斜向上缠绕，每缠一圈覆盖前一圈的 2/3，外露 1/3，至敷料完全覆盖，在手腕（脚踝）处缠绕两圈后打结固定（图 14-6）。

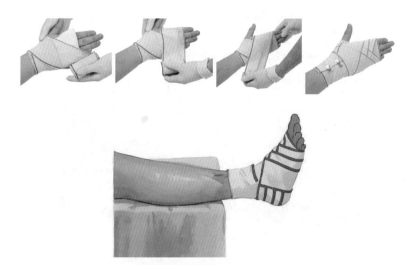

▲ 图 14－6 "8"字形包扎

五　三角巾的使用方法

　　三角巾是用一块边长约 1 米的正方形布料对角剪开，即成为两块三角巾。三角巾根据不同的需要，可以折叠成燕尾式、带式，带式又可分为宽带和窄带（图 14－7）。

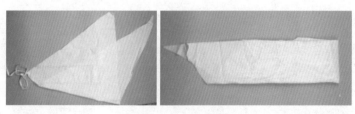

▲ 图 14－7　三角巾的折法

　　1. 平结　三角巾固定时，务必打成平结（图 14－8）。它很牢固，不会滑脱，易于解开，并且较平，会使伤员更舒适。避免将结直接打在伤口处或周围，那将会造成不适感。打平结的方法如下。

（1）将左侧头端搭在右侧头端上绕一个圈。

（2）两端头端向上。

（3）将右侧头端搭在左侧头端上再绕一圈。

（4）两头端拉紧，即打成平结。

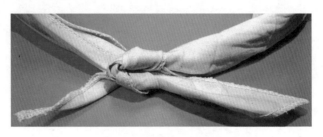

▲ 图 14-8　平结

2. 头顶部外伤(帽式包扎)　包扎方法如下(图 14-9)。

（1）先在伤口上覆盖无菌敷料。

（2）把三角巾底边的正中放在伤者眉间上部,顶角经头顶拉到脑后枕部。

（3）将底边经耳上向后拉紧压住顶角,然后抓住两个底角在枕部交叉,再返回到额部打结,松紧以可放入一指为宜。

（4）左手按住敷料,右手将顶角沿头皮拉紧,再将三角巾对折塞入后枕部。

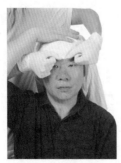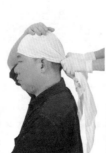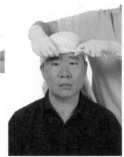

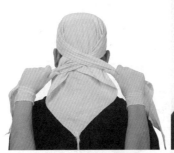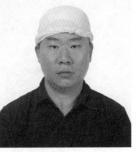

▲ 图 14 - 9　帽式包扎

3. 眼外伤包扎　包扎方法如下(图 14 - 10)。

(1) 将三角巾折成窄带,中段放在头后枕骨上。

(2) 两旁分别经耳上拉向眼前,在双眼之间鼻根部交叉。

(3) 再持两端分别经耳下拉向脑后,在枕下部打结固定。

(4) 即使单眼外伤也应该双眼包扎,因为若仅包扎伤眼,健侧眼球活动必然会带动伤侧眼球活动,不利于稳定伤情。

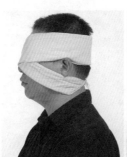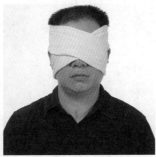

▲ 图 14 - 10　双眼包扎

4. 十字包扎　适用于下颌、耳部、前额、颞部小范围伤口。方法如下(图 14 - 11)。

(1) 将三角巾折成窄带放于下颌敷料处,两手持窄带两底角分别经耳廓前缘向上提。

（2）长端绕头顶与短端在颞部交叉成十字。

（3）两端水平绕头部经额、颞、耳上，在枕部打结固定。

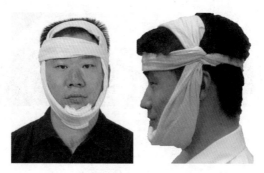

▲ 图 14 - 11　十字包扎

5. 拳式包扎　适用于手掌出血，或者手掌手指的肌肉肌腱损伤包扎。方法如下（图 14 - 12）。

（1）嘱伤者紧握绷带或敷料，将窄带三角巾中段紧贴手第一指骨。

（2）两端绕至手腕内侧交叉。

（3）经手背两侧折返回第一指骨。

（4）两带各覆盖三指后（即两带同时把中指覆盖），后将两端向手心方向交叉向下拉紧。

（5）两带绕过腕部在手背打结固定。

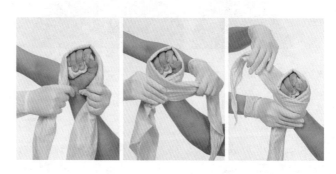

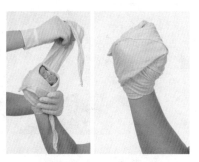

▲ 图 14‑12　拳式包扎

6. 三角巾大手挂　适用于上臂、前臂、肘部屈曲的外伤或骨折。肘关节不能屈曲者不宜用此法。方法如下（图 14‑13）。

（1）伤肢屈曲成 80°～85°（腕略高于肘），将三角巾置于患侧胸部，底边和躯干平行，顶角与伤肢的肘部方向一致。

（2）三角巾上端越过健侧肩部从颈后绕回伤侧，下端绕过伤肢折返向上。

（3）两端在患侧锁骨上窝处打结，挂住伤肢。

（4）以一指置于伤者肘关节处，将顶角旋转后塞入固定。露出三根手指，观察手指血供情况。

（5）如果有骨折，用另一条三角巾宽带将悬挂好的伤肢包裹，在健侧的侧胸部腋下打结固定，结下及伤肢腋下应放衬垫。

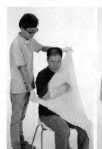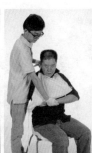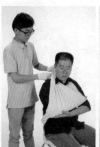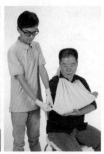

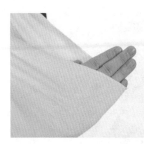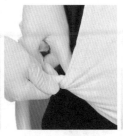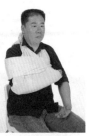

▲ 图 14‑13 大手挂固定

7. 三角巾小手挂 适用于锁骨骨折、胸部外伤压迫固定,肋骨骨折、肩部外伤、手部外伤或骨折(图 14‑14)。

(1) 伤肢屈曲成 30°～45°(手指紧贴健侧锁骨)。

(2) 三角巾展开覆盖臂胸,顶角与伤肢的肘部方向一致,一侧底角覆盖在伤肢上。

(3) 顶角从肘上折向肘后,再将底边折上,抱住上肢前臂。

(4) 绕过伤侧背部肩胛骨下角处在健侧锁骨上窝处打结,挂住伤肢。

(5) 如果有骨折,用另一条三角巾宽带将悬挂好的伤肢包裹,在健侧侧胸部腋下打结固定,结下及伤肢腋下应放衬垫。

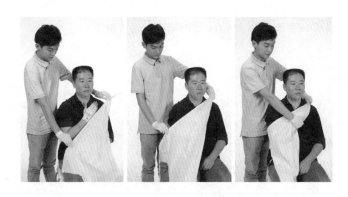

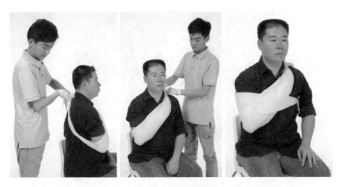

▲ 图 14‑14　小手挂固定

8. 三角巾的健肢固定　适用于小腿、大腿、骨盆骨折。

（1）伤者平躺，将健肢靠近伤肢，放衬垫于大腿、膝及足踝间。

（2）将窄带用"8"字法固定脚踝，将 3 条宽带从膝下穿过双下肢分别落位。

（3）依次绑紧膝部、骨折上端、骨折下端，在健侧打结，结下需放衬垫（图 14‑15、图 14‑16）。

（4）检查足部感觉、脚趾活动能力及足背动脉搏动。

（5）骨盆骨折只在踝部膝部两处固定，在其下面放置衬垫（图 14‑17）。

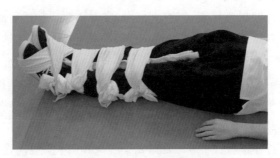

▲ 图 14‑15　小腿健肢固定

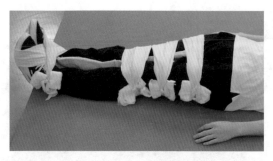

▲ 图 14‑16 　大腿健肢固定

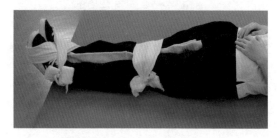

▲ 图 14‑17 　骨盆骨折固定

9. 注意

（1）遵循先救命后治伤的原则：实施骨折固定时，先要注意伤者的全身状况，如心搏骤停，要先做心肺复苏处理；如有休克，要先抗休克或同时处理休克；如有大出血，要先止血包扎然后固定。

（2）急救固定，不是骨折复位，而是防止骨折端移动，所以刺出伤口的骨折端不应该送回。

（3）固定时动作要轻巧，固定要牢靠，松紧要适度。皮肤与夹板之间要垫适量的软物，尤其是夹板两端骨突出处和空隙部位更要注意，以防局部受压引起坏死。

（4）若怀疑脊椎骨折、大腿或小腿骨折，应就地固定，切忌随便移动伤者。

（5）固定后应检查远端血供、手指（脚趾）感觉及活动能力，防止固定、填充物阻断或影响血流。

家庭急救药物的使用原则 ⋯⋯⋯⋯⋯

急救员如果接受过协助服用药物的培训,或符合以下条件,可以协助患者服用药物。

1. 明确患者的疾病和发病时的病情(如心绞痛、哮喘等)。

2. 了解患者应服用药物的禁忌证和副作用。

3. 明确患者服用该药物是必要的。

4. 严格按照物品说明服用药物,或按照医嘱服用。

5. 药物(没有过期)被患者随身携带,患者同意急救员帮助服用。

6. 服用后,急救员应记录患者的姓名、药物名称及服用的剂量、时间和方法。

七 **就地取材急救法** ⋯⋯⋯⋯⋯

当发生突发事件或意外伤害时,如果现场没有三角巾、绷带等专业的急救用品,可就地取材,利用生活中的各种物品来替代。

1. 现场急救目的　争取时间,就地取材,减少伤害,便于运送。

2. 现场就地取材替代品

(1) 夹板:用于骨折固定。在救护现场如无夹板,可就地取材或使用躯干、健肢代替夹板,将伤肢固定于躯干或健侧肢体上。亦可用纸板、杂志(图 14 - 18)、海报、木棍、雨伞(图 14 - 19)等替代。

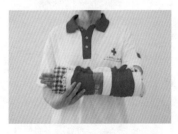

▲ 图 14 - 18　纸板、杂志替代

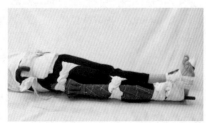

▲ 图 14 - 19　雨伞替代

（2）敷料：用于伤口覆盖。在救护现场如无敷料（无菌纱布），可选用卫生巾（图14-20）、卫生护贴或者干净的毛巾、布料、衣物、口罩、手帕、棉袜（图14-21）等替代。

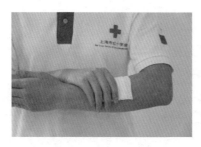
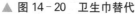
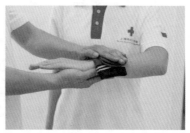

▲ 图14-20　卫生巾替代　　　　▲ 图14-21　棉袜替代

（3）绷带：用于包扎伤处，起到加压、固定和保护伤口作用。可防止伤口再受伤害，减少感染和并发症，促进愈合。可用毛巾、围巾、长筒袜（图14-22）、领带、连裤袜（图14-23）等替代。

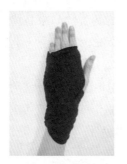
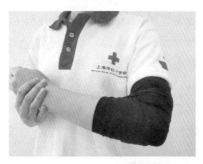

▲ 图14-22　长筒袜替代　　　　▲ 图14-23　连裤袜替代

（4）三角巾：用于包扎伤处，具有操作简单、使用方便、容易掌握、包扎面积大的特点，是现场急救中应用广泛的一种急救材料。可用毛巾、衣服（图14-24）、袜子、围巾（图14-25）、床单等替代。

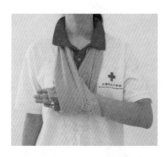
▲ 图 14–24　衣服替代

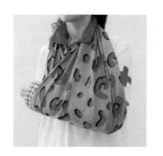
▲ 图 14–25　围巾替代

（5）冰袋：用于局部降温、止血。可用冷冻食品、冰棍（图 14–26）、冰镇饮料（图 14–27）等替代。

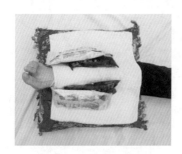
▲ 图 14–26　冰棍替代

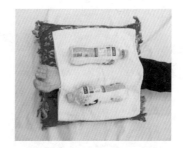
▲ 图 14–27　冰镇饮料替代

（6）止血带：用于直接止血达不到效果的情况下的大出血。可用围巾（图 14–28）、领带、红领巾（图 14–29）、布条或者具有弹

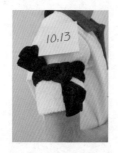
▲ 图 14–28　围巾替代

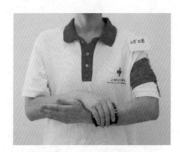
▲ 图 14–29　红领巾替代

性的橡皮带等替代。

（7）自制担架：紧急情况下，可以就地取材，用木板、门板、毛
毯、背包、外套、救生衣、绳子等自制担架。以外套制作担架为例，
适用于紧急情况下，不能行走的患者。方法如下（图 14 - 30）。

1）将 2～3 件外套拉链拉好，然后袖子反拉至外套内侧。

2）将一根结实的棍子依次穿过 2～3 件外套的同一侧的一只
袖子。

3）将另一根棍子同样操作。

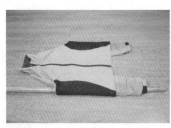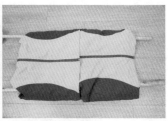

▲ 图 14 - 30　用外套制作担架

急救处理速查卡

一 成人 CPR 流程

成人心肺复苏流程	
1　　　检查反应	
（1）拍打患者双肩，并大声呼喊 （2）如果患者没有反应，如说话、眨眼、肢体活动等此类反应，应立刻呼救	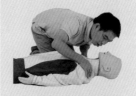
2　　　呼救，获取 AED	
（1）呼喊求助：大声呼喊，求得他人帮助 （2）拨打"120"电话：手机拨打，并置于免提状态 （3）寻求 AED：如果附近有 AED，迅速获取使用	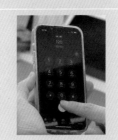
3　　　检查呼吸	
（1）观察患者胸廓有无起伏 （2）如果未见胸廓起伏，或者呼吸呈濒死叹息样，立刻启动心肺复苏	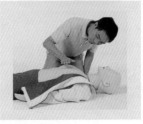

成人心肺复苏流程

4	持续心肺复苏	

30 次按压与 2 次人工呼吸（30：2）交替进行
(1) 手法：胸骨中段，双手进行按压
(2) 频次：100～120 次/分
(3) 深度：至少 5 厘米
(4) 回弹：确保每次按压充分回弹
(5) 注意：避免过度通气

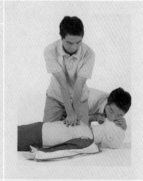

5	使用 AED	

如果找到 AED，请迅速开机。按照 AED 语音指示进行操作，并安全进行电击

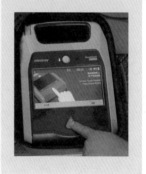

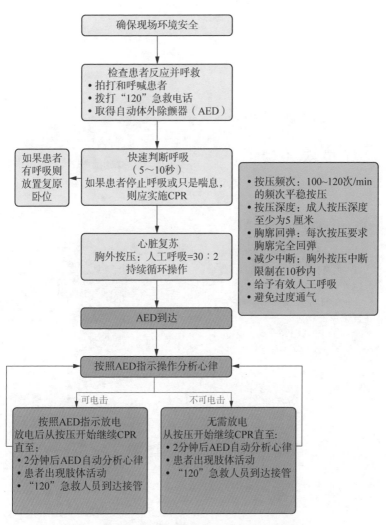

确保现场环境安全

检查患者反应并呼救
• 拍打和呼喊患者
• 拨打"120"急救电话
• 取得自动体外除颤器（AED）

如果患者有呼吸则放置复原卧位

快速判断呼吸
（5～10秒）
如果患者停止呼吸或只是喘息，则应实施CPR

• 按压频次：100~120次/min的频次平稳按压
• 按压深度：成人按压深度至少为5厘米
• 胸廓回弹：每次按压要求胸廓完全回弹
• 减少中断：胸外按压中断限制在10秒内
• 给予有效人工呼吸
• 避免过度通气

心脏复苏
胸外按压：人工呼吸=30：2
持续循环操作

AED到达

按照AED指示操作分析心律

可电击

不可电击

按照AED指示放电
放电后从按压开始继续CPR
直至：
• 2分钟后AED自动分析心律
• 患者出现肢体活动
• "120"急救人员到达接管

无需放电
从按压开始继续CPR直至：
• 2分钟后AED自动分析心律
• 患者出现肢体活动
• "120"急救人员到达接管

▲ 附:成人心搏骤停公众现场急救流程图

二 儿童 CPR 流程

儿童心肺复苏流程	
1　　　　　检查反应	
（1）拍打患者双肩，并大声呼喊 （2）如果患者没有反应，如说话、眨眼、肢体活动等此类反应，应立刻呼救	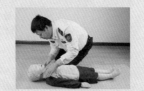
2　　　呼救，获取 AED	
（1）呼喊求助：大声喊救命，求得他人帮助 （2）拨打"120"电话：手机拨打，并置于免提状态 （3）寻求 AED：如果附近有AED，迅速获取使用	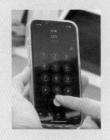
3　　　　　检查呼吸	
（1）观察患者胸廓有无起伏 （2）如果未见胸廓起伏，或者呼吸呈濒死叹息样，立刻启动心肺复苏	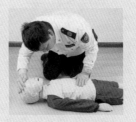

儿童心肺复苏流程

4	持续心肺复苏

30 次按压与 2 次人工呼吸（30：2）交替进行
（1）手法：胸骨中段，单手或双手进行按压
（2）频次：100～120 次/分
（3）深度：约 4 厘米，大约胸廓前后径 1/3
（4）回弹：确保每次按压充分回弹
（5）注意：避免过度通气

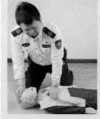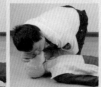

5	使用 AED

如果获取到 AED，请迅速开机。使用儿童电极片或儿童模式，按照 AED 语音指示进行操作，并安全进行电击

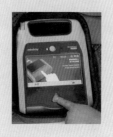

三 **婴儿 CPR 流程**

婴儿心肺复苏流程	
1 **检查反应**	
（1）拍打患儿双脚，并大声呼喊 （2）如果患儿没有反应，如说话、眨眼、肢体活动等此类反应，应立刻呼救	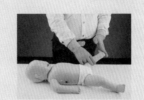
2 **呼救，获取 AED**	
（1）呼喊求助：大声喊救命，求得他人帮助 （2）拨打"120"电话：手机拨打，并置于免提状态 （3）寻求 AED：如果附近有 AED，迅速获取使用	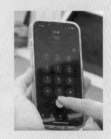
3 **检查呼吸**	
（1）观察患儿胸廓有无起伏 （2）如果未见胸廓起伏，或者呼吸呈濒死叹息样，立刻启动心肺复苏	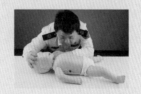

婴儿心肺复苏流程

4	持续心肺复苏

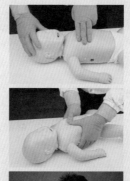

30 次按压与 2 次人工呼吸（30：2）交替进行

（1）手法：胸骨中段（乳头连线下缘），双手指按压或双拇指环抱按压

（2）频次：100～120 次/分

（3）深度：约 4 厘米，大约胸廓前后径 1/3

（4）回弹：确保每次按压充分回弹

（5）注意：避免过度通气

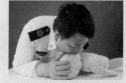

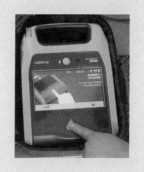

5	使用 AED

如果获取到 AED，请迅速开机。使用儿童电极片或儿童模式，按照 AED 语音指示进行操作，并安全进行电击

四 溺水复苏流程

溺水复苏流程	
1　检查反应	
（1）拍打患者双肩，并大声呼喊 （2）如果患者没有反应，呼喊求助，立即拨打"120"电话求助	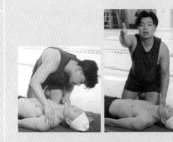
2　检查呼吸	
（1）快速清理气道，观察患者胸廓有无起伏 （2）如果未见胸廓起伏，或者呼吸呈叹息样，立刻启动溺水患者心肺复苏流程	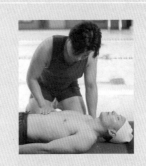
3　人工呼吸 2～5 次	
（1）捏住患者鼻翼，用嘴包住患者口部，平稳地将空气吹入直到患者胸廓抬起，持续 1 秒钟。连续给予 2～5 次人工呼吸 （2）观察患者反应	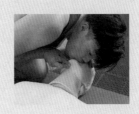

溺水复苏流程

4	持续心肺复苏

如果患者对急救呼吸没有反应，立刻按照 30 次按压与 2 次人工呼吸（30∶2）交替进行。直至急救人员到达，或者患者出现睁眼、说话、明显肢体活动等反应，并开始正常呼吸

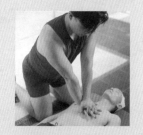

5	使用 AED

如果获取到 AED，请尽快使用。仅需要快速擦干胸部，即可粘贴电极片

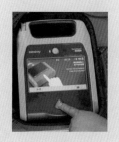

五 成人/儿童气道异物窒息急救流程

成人/儿童气道异物窒息急救流程	
1 判断窒息	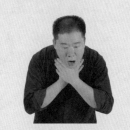
气道异物窒息可能出现以下情况： • 用手抓住颈部的窒息信号 • 不能说话 • 呼吸困难 • 口唇、皮肤发绀	
2 腹部冲击法	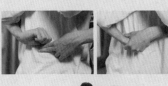
对准脐上约两指位置,抱拳向内上方向用力快速冲击上腹部,直至异物排出或呼吸困难解除	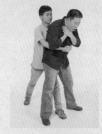
3 胸部冲击法	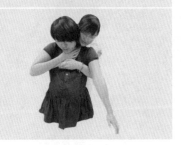
对准胸部正中位置,抱拳向内用力快速冲击胸部,直至异物排出或呼吸困难解除	

（续表）

成人/儿童气道异物窒息急救流程	
4	实施心肺复苏

冲击数次后，异物未能排出，患者意识丧失，应立刻开始心肺复苏。在每次人工呼吸前应检查气道，如有可见异物则清除，然后再继续给予人工呼吸

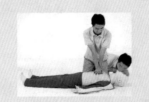

六 婴儿气道异物窒息急救流程

婴儿气道异物窒息急救流程

1	判断窒息	
气道异物窒息可能出现以下情况： ● 婴幼儿突然哭闹，而后失去意识 ● 口唇、皮肤发绀 ● 立即用前后手臂夹紧婴儿准备实施拍背及压胸法解除异物窒息		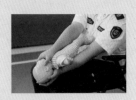
2	拍背及胸部按压法	
将患儿前后夹紧置于大腿上，呈头低臀高位，托住颧骨，头略后仰。用一手掌根拍击后背、两侧肩胛之间5次		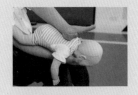
3	拍背及胸部按压法	
将患儿前后夹紧翻转置于另一边大腿上。托住头后，呈头低臀高位，头略后仰，用一手两指冲击胸骨正中位置5次。如此循环多次		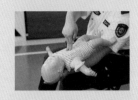
4	实施心肺复苏	
重复以上动作，直至婴儿能够呼吸、咳嗽或啼哭。如果失去反应，立刻开始心肺复苏		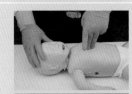 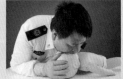

七　晕倒(休克)评估急救流程

晕倒评估急救流程	
1　检查反应和呼吸	
（1）拍打患者双肩，并大声呼喊 （2）评估 AVPU 意识等级 （3）观察患者呼吸是否正常	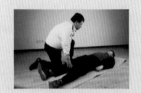
2　呼救	
对于有需要的患者，请拨打"120"电话求助	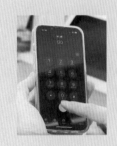
3　抬高下肢	
将下肢抬高以增加脑部血供，观察患者反应	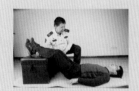

晕倒评估急救流程

4	注意保暖	
	患者口唇面色苍白、皮肤湿冷，多数是休克的表现。请给患者保暖，阻止体温降低	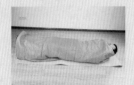
5	全身快速评估	
	等待"120"急救车的同时，检查患者神志、呼吸、脉搏变化。有条件的可以测量体温、血压、血糖等评估病情，并给予相应处理	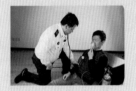

心脏病发作急救流程

心脏病发作急救流程	
1 　　评估胸痛	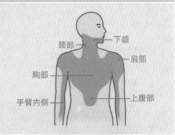
评估胸部疼痛,包括:疼痛部位(见右图)、疼痛程度、疼痛时间	
2 　拨打"120"电话,使用 AED	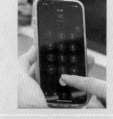
(1)立即拨打"120"电话求助,如果有可能请寻找 AED (2)如果患者失去反应并呼吸不正常,应立刻启动 CPR,并使用 AED	
3 　　原地休息	
坐位或半卧位,膝关节下可适当垫高,减轻心脏负担	
4 　　测量生命体征	
检查脉搏,测量血压以及脉搏强度、频率	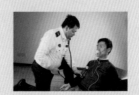
5 　吸氧,保守服药	
(1)有条件给予吸氧 (2)药物使用禁忌较多,保守服药 (3)咨询医生服药	

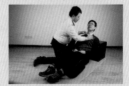

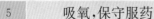

九 脑卒中评估救治流程

<table>
<tr><td colspan="2">脑卒中评估救治流程</td></tr>
<tr><td>1</td><td>识别中风</td></tr>
<tr><td colspan="2">

中风"120"

1 看:要求露齿或笑时,患者面瘫,一张脸不对称,嘴巴歪

2 查:两只手抬起单侧无力

0 听:聆听说话口齿不清

发现异常立刻拨打"120"电话求助

1.一张脸不对称 嘴巴歪　2.两支胳膊抬起 单侧无力　3.聆听说话口齿 不清
</td></tr>
<tr><td>2</td><td>保持气道通畅</td></tr>
<tr><td colspan="2">

（1）立刻拨打"120"电话求助

（2）及时清理呕吐物,并保持气道通畅

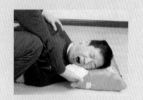
</td></tr>
<tr><td>3</td><td>复原卧位</td></tr>
<tr><td colspan="2">

神志不清者,保持侧卧位

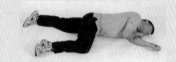
</td></tr>
</table>

脑卒中评估救治流程

4	平稳搬运	
	避免头部震动。若搬动需要2~3人,其中一人托着患者头部与身体保持水平位置	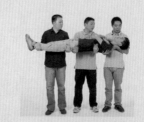
5	及时送院	
	送往具有救治能力的卒中中心	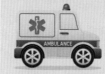

十 抽搐(癫痫)急救流程 ⋯⋯⋯⋯⋯⋯⋯⋯⋯⋯⋯⋯⋯⋯⋯⋯⋯⋯

抽搐(癫痫)急救流程

1	**保护抽搐患者**	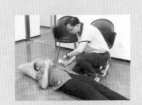
	(1) 避免倒地撞伤 (2) 慢慢放置平卧位 (3) 头下垫薄枕头 (4) 等待抽搐停止	
2	**放置复原卧位**	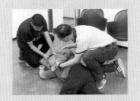
	(1) 将患者侧卧,清理口腔,保持气道通畅 (2) 如患者呼吸停止,应立刻开始心肺复苏	
3	**高热惊厥**	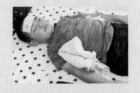
	高热导致的小儿惊厥,可通过物理降温的方式预防其发生,并送院检查治疗。抽搐时应保持侧卧,维持气道通畅	
4	**过度换气综合征**	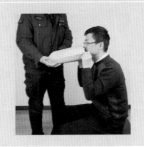
	(1) 由于各种原因导致的过度换气,患者出现抽搐,手指痉挛呈鸡爪状。可用纸袋套在患者口鼻前,并嘱缓慢呼吸,可缓解症状 (2) 注意:原有疾病不能耐受者不可使用此法	

十一 烧烫伤急救流程 ·······

烧烫伤急救流程	
1　　　　**冲**	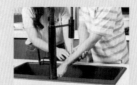
用自来水或其他流动水冲洗,≥30 分钟	
2　　　　**脱**	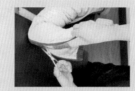
去除伤处的衣物,严禁撕脱,可以用剪刀剪除	
3　　　　**泡**	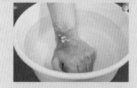
泡在冷水中冷疗,冷水温度以能忍受为宜	
4　　　　**盖**	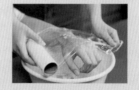
用干净纱布、毛巾、保鲜膜覆盖保护伤口	
5　　　　**送**	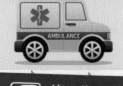
前往烧伤科急救处理	

中暑急救流程

中暑急救流程

1	评估中暑	
（1）体温突然上升，可达到40℃以上 （2）皮肤可能又热又干(已经停止出汗)，如果患者之前进行过剧烈运动，可能会出汗 （3）脉搏短促，呼吸急促 （4）口渴乏力，恶心呕吐 （5）头痛、晕眩或神志不清，抽搐甚至意识丧失		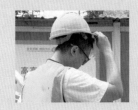
2	避暑	
（1）转移患者至阴凉的场所或者空调房间 （2）拨打"120"电话呼救		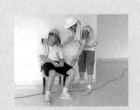

中暑急救流程

3	降低体温

用各种方法降低体温,包括:
- 脱掉不必要的衣物
- 冰袋冷敷颈部、腋下、腹股沟
- 冷水浸泡或全身喷洒
- 扇风或开电风扇

注意:高温往往伴随高湿环境,扇风可能体感更热,应停止扇风

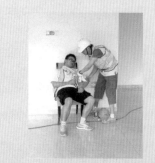

4	体液补充

（1）对神志清醒的患者提供冰的运动饮料或水,但避免饮用含咖啡因和酒精的饮料

（2）失去知觉的患者不可强迫饮水

5	防止休克

（1）抬高下肢,增加脑供血,保证重要脏器供血

（2）失去知觉的患者,可放置复原卧位

（3）对呼吸停止的患者实施心肺复苏

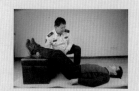

十三　失温急救流程

失温急救流程

1　评估失温等级

可根据对应 AVPU 的意识等级进行判断：

一级：轻度失温（A 级，alert，反应灵敏）

二级：中度失温（V 级，verbal，对声音刺激有反应）

三级：重度失温（P 级，pain，对疼痛刺激有反应）

四级：致命阶段（U 级，unresponsive，无反应）

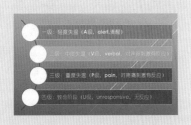

2　避免"风、湿、冷"

（1）避风：将患者转移至避风处，必要时搭建帐篷进行救援。转移过程中，需要注意对患者轻放平移

（2）避湿：迅速脱掉湿衣，擦干身体，换上干燥衣物，用睡袋或厚衣物包裹全身

（3）避冷：使用睡垫、保温毯等将患者与地面隔离，防止身体热量传导到冰冷地面，避免核心体温继续降低

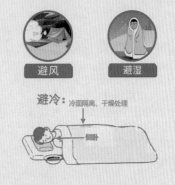

3　核心区域加温

以上三种方法仍没有恢复体温，需要用热水袋、发热贴，对患者颈部、腋窝、腹股沟等核心区进行复温。注意避免烫伤

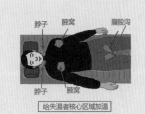

给失温者核心区域加温

失温急救流程	
4	能量注入

<table>
<tr><td>

（1）一级失温的患者，可以进食一些流质状常温的高热量食物，如巧克力牛奶、浓糖水等，让失温患者获得身体产热需要的能量

（2）注意：这种方法切勿对二级以上失温患者使用，可能导致复温失败（复温休克）
</td><td>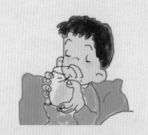</td></tr>
</table>

5	重要提示

（1）切勿搓手搓脚：摩擦四肢使外周温度升高，会导致冰冷血液加速回流到核心区，冲击心脏，造成心搏骤停

（2）切勿饮酒：喝酒会产生"暖和"的假象，它会造成血管的扩张，血液循环加快，导致身体热量的散失加重，同时会加速冷血回流到核心区域

（3）二级以上失温者切勿喝热水：如果尿频（四五次以上），并且颤抖减弱的患者，已经进入二级失温状态。此时喝热水会使血管剧烈扩张，导致低血压，进一步降低核心体温。严重者会造成复温休克，甚至心搏骤停

严重出血止血急救流程

创伤止血急救流程	
1　　　　发现出血部位	
• 快速发现出血部位 • 评估所需急救器材	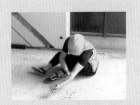
2　　　　直接压迫止血	
立刻用身边相对干净的材料用力压迫止血,例如毛巾、敷料、衣物等	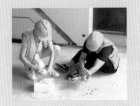
3　　　　止血带止血	
如四肢出血通过压迫的方式不能有效止血,可在伤处上方5厘米左右位置扎止血带绞紧	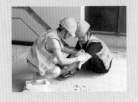

创伤止血急救流程

4	加压包扎止血

以上方法在数分钟内起效后,使用绷带对伤处加压包扎维持止血状态。再送院处理

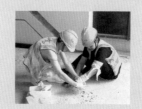

5	断肢处理

（1）断肢/指/趾:食品袋存放,再放入装有冰块的塑料袋内保存,送院处理

（2）磕落牙齿:抓取脱落牙齿的牙冠部,放入牛奶保存,避免损伤压根部

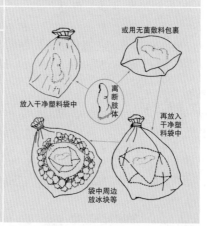

十五 扭伤和骨折急救流程

扭伤和骨折急救流程	
1　R(rest)：休息	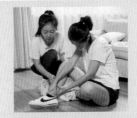
让伤者以最舒适的姿势休息,稳定受伤部位	
2　I(ice)：冷敷	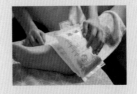
用冰袋、冷水湿毛巾冷敷伤处。急性期(24～48 小时),每 2～4 小时冷敷一次,直至肿胀疼痛减退	
3　C(compress)：加压	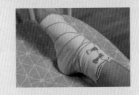
用绷带以轻柔平均的压力包扎伤处,以减轻肿胀疼痛。但应注意观察血液循环,避免过紧	
4　E(elevate)：抬高	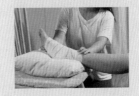
把伤处抬至高于伤者心脏高度,可以减少肿胀及瘀伤	
5　骨折固定	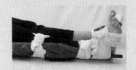
对发生变形,怀疑骨折的患者,应保持其当前位置不动,可以用杂志、木片等作为夹板帮助固定,避免移位	